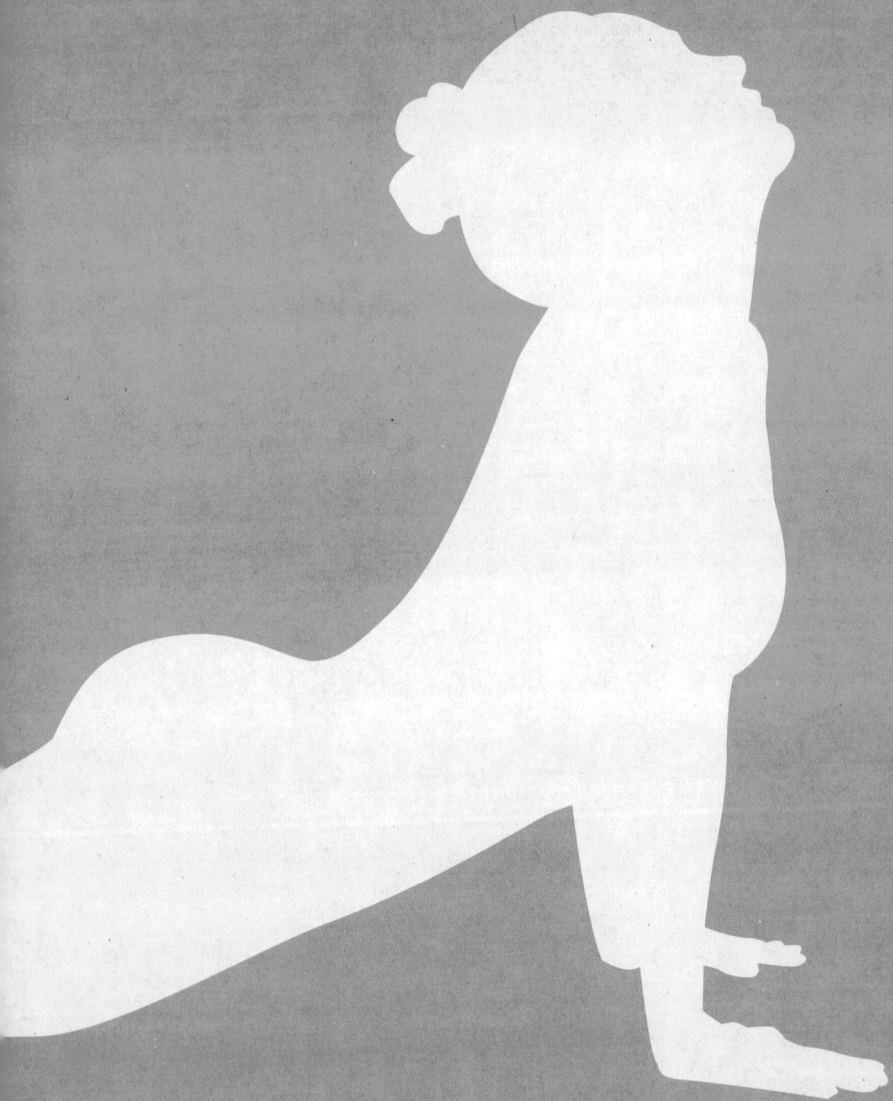

LIBÉRATE

de la

DEPRESIÓN

Johanna
Carmelina Caicedo R.

LIBÉRATE
de la
DEPRESIÓN

HAZ YOGA

VERGARA

La información contenida en este libro es preparada y publicada con carácter meramente informativo y para apoyar el bienestar físico y mental de toda persona en general. De ningún modo constituye un tratamiento médico ni sustituye las recomendaciones y los cuidados de un profesional de la medicina. Las sugerencias descritas en este libro deben seguirse después de consultar a un médico para asegurarse de que sean apropiadas para sus circunstancias individuales. No se garantiza en ningún sentido un resultado específico que una persona haya de obtener en su salud. Si tiene problemas de salud, consulte a su médico. La autora proporciona información o referencia de productos o servicios en materia de salud humana que puede permitir al lector buscar información adicional en relación con recomendaciones y avances en materia de salud y bienestar. Esto no significa que la autora ni el editor avalen, respalden o asuman responsabilidad por la seriedad o idoneidad de terceras personas, entidades, tratamientos o productos en el campo de la salud. Este tratamiento está basado en las enseñanzas de Yogui Bhajan y el Método SuperHelath®.

Penguin
Random House
Grupo Editorial

Título original: *Libérate de la depresión. Haz yoga*
Primera edición: febrero, 2025
Primera impresión en Colombia: febrero, 2025

© 2025, Penguin Random House Grupo Editorial, S. A. S.
Carrera 7.ª N.º 75-51. Piso 7, Bogotá, D. C., Colombia
PBX: (57-601) 743-0700

Diseño de cubierta: Penguin Random House Grupo Editorial / Lorena Calderón Suárez
Ilustración tetera y pocillo: © macrovector, Freepik
Elementos florales: © Freepik
Ilustración cerebro: © Matt Wimsatt, Getty Images
Ilustraciones de posiciones de yoga y mudras: © Andrea Hermida
Fotos asanas: © Carmen Triana
Silueta de la mujer en cubierta basada en una de las ilustraciones de Andrea Hermida

Impreso en Colombia-*Printed in Colombia*

ISBN: 978-628-7640-18-4

Impreso por Editorial Nomos, S.A.

A Lorenza, mi persona favorita

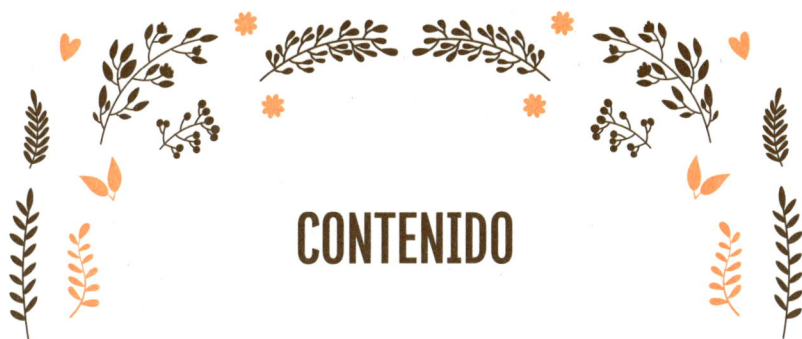

CONTENIDO

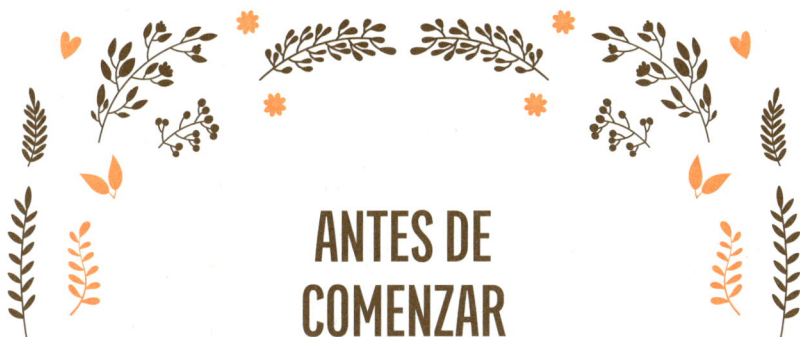

ANTES DE COMENZAR

¡**B**ravo! Acabas de desbloquear el primer obstáculo: empezar, y solo por eso te mereces un gran aplauso. Sé perfectamente cuánto cuesta salir de ese estado de parálisis en el que a veces nos encontramos por culpa de la depresión, o de un estado de tristeza que aún no definiríamos como depresión, pero que incomoda los días, atrasa tareas, evita invitaciones, posterga cuidados personales... He estado ahí; he ido, he vuelto, he estado a kilómetros, pero también en lo más profundo, así que tengo una idea cercana de lo que para ti ha significado regalarte un momento para leer estas páginas: ¡un gran esfuerzo! Gracias por hacerlo. Te doy la bienvenida a este viaje de sanación física, espiritual y mental.

No soy psicóloga ni terapeuta. Dedico mis días a escribir canciones y a trabajar con mis emociones; soy una persona hipersensible, lo que ayuda a que conecte fácilmente con lo que está en mi entorno. También dicto clases de kundalini yoga, me gusta sanar con hierbas y masajes, cocino para las personas que quiero, me gusta escuchar a la gente y hacerles saber que cuentan conmigo. Tengo la fortuna de saber lo que es el amor incondicional, ese que todo lo puede, que sana, que llena el alma por el simple hecho de existir; ese amor que vive en mi a través de una hija hermosa que decidió venir a este planeta y vivir su experiencia a mi lado. Gracias a ella por eso, gracias a la vida por ella.

Me aterra el sufrimiento de las personas, no solo de las que son cercanas a mí, sino del planeta en general, de la naturaleza, los animales, la humanidad, el dolor en cualquiera de sus presentaciones. Conecto con la posibilidad de ayudar siempre que puedo, y es por eso que quiero compartir contigo la experiencia que tuve a través de la depresión, estando con ella y saliendo de ella, porque no es fácil vivir con esa enfermedad, y porque es difícil que alguien que no la haya transitado pueda entender del todo lo que es convivir con ella.

Sé por lo que estás pasando. Tuve que vivirlo para saber qué se siente estar en depresión, tuve que transitar ese camino para entender qué era lo que estaba sucediendo en mí, por qué me sentía desmotivada y abandonada, y de esa manera saber que debía y podía hacer algo para salir de ahí.

También sé que no es fácil, y que aun sabiendo qué es eso que debemos hacer para soltar las cadenas que nos impiden movernos, no lo hacemos. No precisamente por falta de voluntad, porque, ¡qué más quisiera una persona que sentirse bien! Es tal vez falta de fuerza interior para que la voluntad pueda moverse. Da impotencia y mucho miedo. El miedo que genera reconocerse en ese ser que, a pesar de tener las herramientas para salir de ahí, no lo hace.

Puedo entender la soledad por la que has pasado o estás pasando, porque la he sentido, e incluso aún a veces la siento; la diferencia es que ahora, después del extenso y casi eterno camino (creo que sabes de qué te hablo cuando digo *eterno*) que tuve que "padecer" para volver a habitar serenamente dentro de mí, conozco las coordenadas que siempre me van a llevar a ese lugar al que necesito ir para estar bien.

Cuando logré salir de ese estado, de lo que para mí se traducía en un dolor que dominaba mi capacidad de ejecutar en su totalidad cualquier tipo de acción a largo plazo, se abrió frente a mis ojos el panorama real de lo que en ese momento era mi vida. Empecé a ver cómo estaba parada en este planeta, mis miedos, mis capacidades, lo que anhelaba tener como vida, y, con la mente despejada y dispuesta, pude ver con claridad hacia dónde quería ir y qué debía hacer para llegar allí. Me di cuenta de que, si entendemos que somos únicos, y si buscamos aquellas energías que se sienten como bálsamo para el alma, que nos aportan paz, nos ayudan, nos hacen sentir amor —bien sean personas, situaciones o cosas—, y con las que nos es fácil vibrar en la misma frecuencia, entenderemos que nada de lo que nos sucede nos afecta de forma involuntaria. O sí, sí nos afecta involuntariamente, pero somos dueños de decidir cómo nos afecta: si lo convertimos en una experiencia negativa o una experiencia positiva para nuestra vida. Sobre eso sí tenemos control, y eso cambia automáticamente su efecto en nosotros, en nuestras emociones.

Entonces, me llegó el inmenso y valioso regalo de darme cuenta de que el mejor apoyo que puedo tener es el mío, que la mejor medicina está siempre en mí, y que solo yo tengo la fuerza necesaria para mover este cuerpo que habito. Agradecí por las personas que me abrigaban en ese momento y me apoyé en ellas y en mí, sin esperar nada de nadie, solo de mí, la única persona a la que verdaderamente puedo controlar. Entendí que, desafortunadamente, a lo largo de nuestro paso por este planeta habrá cosas que tendremos que transitar en soledad, dejando de lado la necesidad de sentir ese apoyo incondicional de la familia o de las personas más cercanas a nuestra vida, sin recibir un abrazo de esa persona para la que siempre estuviste, pero que, ahora que por fin la necesitas, no está disponible. Que tienes que aferrarte a tu ser más profundo y escucharlo; darle lo que necesita, poner atención plena en tu conciencia y continuar de la mano de tu propia verdad, esa que es valiosa para ti, que te indica el camino que debes tomar para llegar a donde quieres. Buscar las respuestas en ti, salir de donde estás y avanzar. En compañía o en soledad, pero avanzar; primero tú y todo lo que quiera avanzar contigo, después cargas con lo demás, si es que aún quieres.

A lo largo de este camino en compañía de la depresión, tendemos a sentirnos abandonados. Pensamos que las personas que siempre nos han acompañado no están para nosotros, pero esto se debe, muchas veces, a que la depresión solo se entiende cuando la has vivido. Cuando has tenido que despertarte todas las mañanas sintiendo que hasta tu propia cabeza te pesa, que la luz del sol inyecta tus pupilas como una tormenta eléctrica en verano, y que si te vuelven a preguntar por esa tarea que llevas tratando de hacer por un mes y no has podido, vas a saltar por la ventana, gritando a los cuatro vientos que ya no puedes más con tu vida.

Es un estado, una sensación, algo tan personal que, ni siquiera haciendo un documental acerca de la vida de una persona en depresión en el que seguimos paso a paso cómo sobrelleva sus días, van a poder entender lo que se siente estar en depresión. Pero es que, ¿cómo le explica uno a una persona el amor que siente por un hijo si nunca lo ha tenido? Es igual de incomprensible. Se necesita mucha empatía en el corazón de una persona para poder acompañarte por lo que estás pasando sin necesidad de entenderlo, sin juzgarte.

Pero, siendo honesta contigo, te digo que no debes esperar a que alguien venga a salvarte; la verdad es que no necesitas a nadie para salir de ahí, solo te necesitas a ti. No necesitas de la compasión de nadie, ni que te digan que sienten mucho por lo que estás pasando, porque eres la única persona que puede hacer algo por ti: levantarse a ir a terapia, hacer yoga, cocinar comida nutritiva y saludable, buscar la compañía correcta para el alma. Así que lo único que necesitas es tener empatía con tu propio ser y comenzar a darte eso que necesitas, incluso en contra de tu voluntad. Aprender a sacar esa fuerza que tienes cuando de ayudar a otra persona se trata, pero esta vez hacerlo por ti.

Quiero contarte brevemente la historia de una persona que quiero y admiro mucho, que me ha enseñado del amor propio como pocas personas. Ella, Magdalena, es una alumna que lleva ya algunos años tomando clases conmigo. Cuando empezamos el proceso, estaba batallando con una depresión que estaba empezando a volverse más compleja, y para sumarle a esa lamentable situación, la relación con su esposo estaba pasando por un mal momento. Comenzamos a vernos una vez a la semana, con el compromiso de que la clase que hacíamos, que yo grabo para que los alumnos puedan practicar todos los días por su cuenta, sin que el tema económico sea un impedimento, la practicara todos los días. A las dos semanas, después de hacer un esfuerzo sobrehumano para levantarse a hacer su práctica, empezó a salir del estado de depresión en el que estaba. Su claridad mental fue tal que pudo sentarse a hablar con su esposo para decirle todo lo que estaba haciéndole un daño inmenso a ella y a la relación. Su vida mejoró en un 100% en solo un mes, después de años de intentarlo todo y tomar medicamentos para sobrellevar los días. Desde ese momento no quiso abandonar nunca más el kundalini yoga.

No es fácil vivir con esa enfermedad; decirle al mundo que, ni siquiera teniéndolo todo, podemos ser felices. Explicar de forma clara por qué, a pesar de tener el tiempo y la disposición para hacer algo, no podemos hacerlo; físicamente no podemos hacerlo, es como si nuestro cerebro se negara a enviarle la orden correspondiente a nuestro cuerpo. Y es que tener depresión va muchísimo más allá de pasar los días sintiéndose inservible, rechazado, triste, sin motivaciones, con ganas de acabar con la propia vida, sin hambre —o con mucha—, con ganas de llorar, de ingerir alcohol, de hacerte daño, de sentir que vales tan poquito, que lo mejor que puedes hacer por los que amas es dejar de existir. Y sí, aunque suena imposible, es mucho más que eso: también es cargar con la culpa de llevarte por delante a los demás, a los que te apoyan y te quieren, de ver morir amores, amistades... No es fácil.

La depresión se siente como un tornado que se te viene encima y no puedes hacer absolutamente nada al respecto, solo tener miedo de pensar que poco a poco se va acercando hasta alcanzarte, pero nunca llega, a pesar de que, en el fondo, es lo que más quisieras. ¿Puedes reconocer alguna de esas sensaciones? Bueno, somos varias las personas que las tenemos, así que no te sientas mal por estar pasando por esto, por este camino de tratar de encontrar una solución a la depresión, o el acompañamiento de algo que pueda darle una luz de empatía a tu momento. ¡Yo te entiendo! Como te dije antes, he estado ahí.

Y sí, también me he sentido profundamente sola, con ganas de mandar todo al carajo y solo pensar en mí, en mi descanso emocional y físico... pero mira, logré levantarme, hacer yoga, salir de la depresión, amar mi vida, escribir un libro, que Penguin Random House me lo publicara y que llegara a tus manos... ¡Ufff! ¡Tremendo logro! Bravo también para mí. Y todo lo logré estando en depresión, aunque en el proceso, el primer paso fue salir de ella.

Empezar fue como levantar una roca de cuatrocientas mil toneladas con la mano izquierda, yo soy derecha, y a pesar de estar un poco escéptica, aquí estoy, contándote mi historia, para que creas que se puede salir de ahí; que, si haces este tratamiento que aquí te comparto, lo más seguro es que tu vida cambie para siempre, y tus ganas de vivir también. No soy la primera ni la única en estar ahí y lograr salir; hay millones de personas que, como tú y como yo, han batallado con esta enfermedad. Algunos durante años, otros apenas por unos meses, pero todos tenemos en común la certeza de querer recuperar a esa persona que se esconde debajo de ese enorme telón que sentimos encima.

Encargarme de mí no ha sido fácil, creo que para nadie lo es. Y, en contra de todo el pronóstico que yo misma me dicté, sí que he podido hacerlo. Y aquí estoy, lista para compartirte lo que salvó mi vida y acompañarte en la difícil travesía que es abandonar una vida con depresión. Pero, desde mi propia experiencia, te aseguro que, si haces a conciencia este tratamiento, si no te saltas ninguna de tus prácticas diarias, si te alimentas de manera saludable, bajo los parámetros que te recomiendo, y empiezas a llevar una vida saludable y en atención plena, la depresión se va a ir de tu vida.

Entonces, para no demorarnos más y para que empecemos con este bello camino de sanación, quiero nuevamente darte las gracias por escucharte y atender tus necesidades, o darle las gracias a ese alguien que se preocupó por ti y puso en tus manos este libro. Puede que estés pasando por unos días difíciles y sientas que es el momento perfecto para tomar las riendas de tu vida, de solucionar aquello que no te está permitiendo el desarrollo de una vida plena, motivada y feliz, y este es un buen lugar para comenzar.

1
MI HISTORIA
CON EL KUNDALINI YOGA

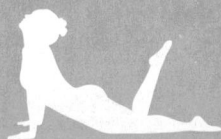

Este libro, que me gusta llamar diario de bienestar, comenzó como un proyecto que quise hacer para mí, pero que, a medida que los beneficios se fueron manifestando en mi vida, se fue transformando en un "manual de salud mental", en algo que me ha hecho tanto bien a nivel personal y emocional que ahora quiero compartir con todas la personas que lo necesiten, así que entremos en materia.

Quiero empezar diciéndote que lo normal es sentirse bien y que lo opuesto a esa sensación de bienestar es una señal de que algo está en desbalance dentro de ti. El cansancio, la falta de motivación, las ganas de evadir el contacto social —incluso con esas personas muy cercanas a ti y de tu absoluta confianza—, tener el apetito de arriba para abajo, vivir de mal humor sin razón aparente, los escalofríos repentinos en la piel, la caída del pelo, la piel seca, el insomnio, el dolor por un colon inflamado, el estreñimiento, la pesadez, en fin, todas esas molestias cotidianas que hemos normalizado simplemente porque muchas personas que conocemos padecen de alguna de ellas, NO SON NORMALES, pero las hemos adaptado a nuestra vida como si ya vinieran en nuestro ADN y fueran parte natural del desarrollo humano, pero debo decirte enfáticamente que esto no es así.

Entonces, si lo normal es estar bien, debes saber que el único ser que puede conducir tu vida hacia ese estado eres tú; no lo logrará solamente una pastilla que maquille la enfermedad y esconda los síntomas temporalmente, ni un psicólogo que te ayude a encontrar posibles caminos a una solución, ni un profesor de yoga que cada ocho días te dé una clase e intente enseñarte mejores hábitos para conectar tu vida y lograr la iluminación. En realidad, solo tú, haciendo uso de todas las herramientas que tienes a tu disposición para mejorar tu calidad de vida, puedes cambiar el rumbo de tu vida y llevarla a un estado de plenitud y bienestar.

Con frecuencia cometemos el error de no escuchar nuestro interior, nuestro cuerpo, nuestros pensamientos, las emociones que nos visitan y sus motivos. Los dejamos habitar dentro de nosotros, vivir de nosotros, y nos quedamos patinando en pensamientos agotadores, en dolores que se vuelven crónicos y con los que nos acostumbramos a vivir, apegos innecesarios que terminan por drenar nuestro espíritu, nuestro cuerpo y todo nuestro ser. Esto puede hacernos entrar en un desbalance y enfermarnos, todo por no estar presentes y escucharnos, sentirnos, amarnos. Le damos una importancia sublime a circunstancias o personas que lo necesitan, y eso está muy bien, pues parte de la dicha de la vida es ayudar a otros, e incluso es una de las mejores terapias para salir de la depresión, levantarte y hacer algo por alguien que lo necesita, pero eso no está bien si nos olvidamos de nuestras propias necesidades, de atendernos, de darnos gustos, de respirar, de escucharnos... ¿No te parece triste? Que nos olvidemos de esa manera cuando lo único que es realmente propio es nuestro cuerpo, nuestra alma y nuestro espíritu. Todo lo demás nos acompaña en el camino, es cambiante, transitorio, y no puede vivir la vida por ti, no puede sentir la vida por ti, así que primero estás tú y después, automáticamente desde el amor, vendrá todo lo demás.

Vamos a ir paso a paso tratando de organizar este nuevo camino que te dispones a iniciar. Empecemos por lo más fácil: los hábitos. Yo sé que no es tan sencillo cambiar un hábito, y mucho menos treinta, o los que necesites o quieras cambiar en este momento, pero tampoco es imposible. Lo bueno del caso es que estamos hablando de hábitos, y eso, de alguna manera ya lo hace fácil, porque lo único que tienes que hacer para cambiarlo es repetirlo. ¿Qué te parece? Si lo ponemos en esos términos, ¡es muy sencillo! Recuerda que fue así, con la repetición, que empezaste ese hábito que hoy quieres dejar porque te está haciendo daño, ya sea un pensamiento o un consumo repetitivo y compulsivo de algo. Entonces, digamos que esa es la parte más fácil del asunto. Lo difícil puede ser que logres entender lo verdaderamente importante que eres para ti y tengas la voluntad y la motivación para mantener ese nuevo hábito todos los días. Esa es la parte que nos puede engañar. Es ahí en donde casi nunca ponemos atención, porque damos por sentada nuestra propia vida y nos desconectamos de nuestro ser, dejándolo para después.

Así es como llegamos a perdernos, nos descuidamos y nos dejamos de amar e incluso, muchas veces nos volvemos unos desconocidos para nosotros mismos. Es similar a cuando uno deja de verse con esa persona que amó con todas las fuerzas y, años después, cuando se la encuentra de nuevo, no tiene nada que decirle: lo mismo puede pasar contigo, que de tantas citas que te incumpliste cuando necesitabas hacer algo por tu bienestar porque pusiste primero las necesidades de otra persona, de tantas veces que no escuchaste a tu colon avisarte que algo de lo que comes no te está sentando bien, o de tantas veces que ignoraste a tu mente cuando te gritaba que hay algo que te hace sentir de una manera extraña que no logras procesar, termines por desconectarte de ti.

Estos pequeños detalles, que poco a poco se van acumulando en una cabeza que no suelta, porque no hay quien saque la "basura", nos pueden hacer mucho daño y llevarnos a un lugar completamente contrario a lo que somos. Todo esto suena muy triste, ¿verdad? Y si lo piensas con detenimiento, es muy posible que a ti te esté pasando en este momento. Como te he dicho anteriormente, muchas personas también lo están padeciendo, aunque no todos tengan tan claro lo que significa esa extraña sensación de aburrimiento que tienen con frecuencia por dentro. Es muy común que encuentres personas que parecen ir en una especie de piloto automático por la vida, acostumbradas a repetir los mismos hábitos una y otra vez; algunos buenos, otros no tanto, pero atrapados en un *loop* que avanza por inercia, que las anestesia de pensar o sentir. Suena algo trágico puesto en estas palabras, pero así es. Nos acostumbramos a ir tristes por la vida, enfermos y desmotivados, y creemos que es normal.

En medio de tanto agite, de las obligaciones que hemos adquirido con nuestros seres cercanos y del sistema en el que vivimos, que nos exige permanentemente una atención extrema para poder procesar la cantidad de información que nos es lanzada cada segundo por medio de las redes sociales, la televisión, las revistas, los periódicos, la radio, los avisos en las calles, las vitrinas de los almacenes, la gente..., nos olvidamos de nosotros casi por completo y le dejamos espacio a toda esa información, que, la mayoría de las veces, es innecesaria, y ni siquiera así logramos procesar todo eso con lo que nos bombardean. Es como si no tuviéramos tiempo para ocuparnos de nosotros, porque todo es más importante en nuestra lista de prioridades.

Algunas veces puede pasar que ya ni siquiera nos reconocemos al mirarnos en el espejo, como si esa persona que conocíamos se hubiera ido lejos. Es ahí cuando llega la desesperanza y creemos que así serán los últimos días de nuestra vida. ¡Pero calma! Existen muchas herramientas para ayudarte a salir del lugar en el que te encuentras, para que puedas reconectarte, tener motivos para despertar, levantarte a vivir, con un foco marcado y claro siempre. Con goce por dentro. No puedo decirte que solo una te va a funcionar, porque pienso que esta situación es algo que se debe abordar de muchas formas. No creo que haya solo una respuesta, aunque seguramente, con el tiempo, vas a quedarte con una sola herramienta que te funcione para así mantener en buen estado tu adorado y apreciado templo: TÚ.

En mi caso, el kundalini yoga fue la herramienta que me sacó de allí, y aunque llegó a mi vida gracias a un golpe de suerte, fue claro que este era el primer paso para empezar a deshabitar ese espacio que tanto daño me estaba haciendo. Después vinieron la alimentación y la terapia que, créeme, son igual de importantes y necesarias. En realidad, no importa cuál sea el camino que funciona para ti, lo importante es que te aferres a ese camino como el mar se aferra a la orilla, y nunca, pero nunca, lo abandones.

El kundalini vive escondido. No es un yoga muy popular —aunque en los últimos años ha ido adquiriendo más practicantes—, pero cuando es para ti, logra encontrarte y seducirte. No en vano la kundalini es una serpiente. Ha llegado a la vida de todos los que lo practicamos de maneras muy diferentes: a algunos les ponen un estudio de kundalini yoga al lado de la casa y recuerdan de forma mágica que siempre habían sentido curiosidad por ese tema del yoga del que todo el mundo habla maravillas y deciden probarlo; otros conocen a una amiga que anda casi levitando por la vida desde que empezó a practicarlo y se antojan de sentirse igual, y otros, como yo, sentimos el llamado del trabajo personal y espiritual, y un día lluvioso y gris llegamos a él sin esperarlo. Yo lo encontré en internet. Tú, posiblemente en este libro.

A mí el kundalini me salvó la vida. Llegó a invadir ese tiempo que sobraba en mis días y que estaba dedicando a pensar en cosas que me hacían daño y me frustraban más. No sabía hacia dónde encaminarme, estaba completamente perdida entre mis pensamientos negativos y de desesperanza. No tenía de dónde agarrarme ni hacia dónde ir; tenía nublado el norte de mi vida. Y me rendí. Me rendí a mi debilidad, a mi vulnerabilidad. A aceptar que soy tan humana como cualquier humano. Que puedo perder, sentirme vacía, estar perdida; que es normal sentirse así, pero que no es normal seguir así por siempre, o por un periodo largo. Entendí que era el momento de volver más seria la práctica espiritual que desde niña me había inculcado mi madre, y que si el yoga era todo eso que decían que era, seguramente me iba a ayudar a encontrar preguntas y soluciones.

Siempre he sido una persona muy conectada con mi cuerpo. Durante mi infancia fui gimnasta olímpica, nadadora, futbolista, tenista, basquetbolista... Practiqué casi todos los deportes que se te puedan ocurrir, pero nunca se pasó por mi cabeza practicar yoga, pues sentía que lo mío era algo más "activo". Cuando entré a la universidad, bajaron un 80% mis actividades físicas y empecé a dedicar mi tiempo a estudiar. Ya sabes, a medida que crecemos, algunas personas desarrollamos la tendencia a tener menos tiempo para nosotros. Para nosotros de verdad, para nuestro bienestar; no hablo del trabajo, independientemente de la dicha que este te genere.

Después, empecé a trabajar como productora audiovisual de publicidad y cine. Me encantaba estar en el set creando pequeñas historias, solucionando los enredos que trae cada rodaje, que no son pocos, y la adrenalina del día a día de un productor. Cuando quedé embarazada, tuve la fortuna de poder parar ese intenso estilo de vida, que no me dejaba un segundo, para dedicarme a mi gestación y después a mi hija recién nacida. Fue una época especial y muy tranquila, y la conexión con ella en ese momento y hoy en día es muy especial y profunda. El bien que le hizo a su infancia la presencia constante de su madre fue muy enriquecedor para su proceso y para el mío, como madre y como mujer.

Después de año y medio de posparto, empecé a sentir la necesidad de retomar mi actividad laboral, pero no quería dejar de acompañar a mi hija, y en ese momento no tenía claro cómo hacerlo, cómo repartir mi tiempo para dedicarme a mí, pero también a mi hija, así que decidí esperar un poco más, hasta que ella entrara al jardín infantil, pues así tendría las mañanas para mí. Sin embargo, lo que me estaba pidiendo yo misma, ya casi a gritos, era real; y yo, por poner una prioridad antes que las mías, a pesar del estado de urgencia en el que me encontraba, dejé que continuara avanzando.

La cabeza comenzó a darme vueltas por aquí y por allá, y con tiempo para aburrirse se puso a buscar distracciones en recuerdos que no venían hacía mucho tiempo, frustraciones que tal vez ni sabía que tenía —y que incluso era posible que las estuviera inventando en ese momento—, problemas imposibles de resolver y que ya el tiempo había resuelto, pero mi mente no. Todos estaban habitando ahí hacía ya un tiempo, porque decidí darles la espalda para olvidarlos, sin permitirme entenderlos y verlos partir en plena conciencia. Pero no soy solo yo, y no eres solo tú, quienes tenemos basurita acumulada en la cabeza: son todas las personas que no van a terapia, que no meditan, que no se escuchan, que no pasan tiempo a solas indagando lo que hay dentro de ellas.

Así, empezaron a salir todas esas pequeñas basuritas que se habían quedado guardadas en el andén de la casa sin que nadie las barriera, las seleccionara como orgánicas e inorgánicas y las desechara, o las sembrara para verlas crecer. ¡Vaya problema que es el desocupe! Pero así es. Y bueno, digo "desocupe", porque en realidad estaba atendiendo a una hermosa niña pequeña, lo que es mucho "ocupe"... pero me refiero al desocupe intelectual o creativo, por decirlo de alguna manera. Créanme, se necesita tener a esa pequeña torre de control ocupada o enloquece y empieza a dar órdenes a diestra y siniestra sin ningún sentido.

Entonces, un día desperté y, sin saber por qué, tomé la decisión de abrir el computador para buscar "clases de yoga en Bogotá". La primera página que me ofreció el buscador decía: "Formación de maestros de kundalini yoga en Bogotá". Cuando lo leí, sentí que eso era lo que debía hacer, formarme como maestra de yoga. En ese momento, para mí era lo mismo kundalini, ashtanga, hatha, o cualquier otra rama del yoga. En realidad, desconocía absolutamente todo sobre el tema. Me iba a formar como profesora de yoga sin otro interés más que hacerlo para mí, para mi bienestar. Además, me parecía haber leído por mi barrio el nombre del centro de yoga donde se dictaban las clases, así que busqué la dirección y, en efecto, quedaba a dos calles de mi casa. Qué maravillosa coincidencia.

Esa misma tarde fui a matricularme. Cuando llegué, me recibió una de las maestras, Silvia, a quien adoro y le debo muchísimo del amor que siento por el yoga. Ella también había sido productora audiovisual de comerciales antes de retirarse para dedicarse al yoga. Nos habíamos visto un par de veces y nos recordábamos vagamente la una a la otra. No me dijo que se acordara de mí, y yo en realidad no tenía tampoco tan claro por qué me parecía tan conocida su cara, pero siempre he creído que las señales son la certeza interior más hermosa y honesta que podemos tener, y el hecho de que su cara me pareciera conocida me hizo sentir un poco más en casa, además de su inmensa dulzura. Le dije que quería matricularme a la formación y ella me comentó que duraba dos años, cuáles eran los módulos, los horarios, y así, poco a poco, me fue explicando todo el proceso necesario para convertirme en maestra de kundalini yoga. Cuando finalizó, me preguntó en dónde practicaba kundalini, a lo que le respondí que nunca había practicado yoga. Nunca en mi vida.

Le pareció bastante extraño que quisiera iniciar una formación para ser profesora de algo que no conocía, y yo le comenté que se me había aparecido en el camino y había sentido el llamado por algún motivo que seguramente intuía, pero que todavía no tenía tan claro. Creyó por completo en mis palabras y sonrió. Sonreímos. Me dijo que me quedara a la clase que ella dictaba para que viera si, en efecto, me gustaba, y así lo hice. Cerré los ojos y escuché con atención cada instrucción que ella daba, además de los mantras que sonaban mientras hacíamos movimientos repetitivos con los ojos cerrados. Nada complicado, pero sí muy exigente. La respiración de mi cuerpo y de los cuerpos de los demás alumnos me cautivó, envolviéndome en un estado de paz y protección absolutos; me sentí segura, recién aterrizada en mi planeta, el planeta felicidad.

Hicimos una kriya hermosa, que no he podido recordar cuál fue, pero sé que tenía la postura del arquero, una de las pocas que hacemos con los ojos abiertos. Abrí los ojos, miré mi pulgar y sentí un poder inmenso en el alma que me hizo llorar. Llorar de felicidad, llorar de fe, llorar de bienestar, llorar de amor por la vida, llorar de amor infinito por mí. Terminé la primera de muchas clases y supe que por ahí tal vez iba a encontrar lo que buscaba: a mí.

Dos semanas después, el primer día de la formación, mi otra maestra, Laura, mujer inspiradora por su coraje y sabiduría, resultado de la disciplina y el compromiso con su camino, nos dijo: "Yo soy profesora de yoga porque quiero entregarte algo que le ha hecho mucho bien a mi vida".

En ese instante, día uno, una semana después de haber hecho mi primera postura de yoga, no entendía la profundidad de sus palabras, pero me pareció hermosa su generosidad y la recibí con el corazón abierto, lista para cambiar mi vida. Antes de eso, nunca había pensado dedicar mis días a ser profesora de yoga, ni se me había pasado por la cabeza. Y, para serte sincera, no lo hacía con esa finalidad: lo hacía porque era mi respuesta y estaba aceptándola con el corazón y la mente abiertos. Ese nuevo camino que se abría frente a mí había llegado de la divinidad; era un regalo expresado a través de un instinto que había decidido escuchar y obedecer, y estaba ahí, sentada en mi primera clase de maestros de kundalini yoga, sin saber que esto cambiaría el resto de mis días para siempre. ¿Y sabes qué? Ahora, de pronto, también cambiará los tuyos.

2
LA DEPRESIÓN FRÍA

Desde que empecé a transitar este camino tan maravilloso que es el yoga, comencé a caminar diferente, a hablar diferente, a ver los colores de manera diferente; todo empezó a cambiar en mí y entendí por fin las palabras de mi maestra en ese primer día de clases. Entendí que puedo estar en plenitud viviendo exactamente en el mismo mundo en el que siempre he vivido y que puedo estar en paz, así deba seguir enfrentando la misma cotidianidad. El yoga no te pide que cambies de trabajo para que estés mejor, o que no te importen los problemas para que no tengas estrés, y tampoco los desaparece, no. El yoga te ayuda a transitar las situaciones de la vida de una manera diferente, a tener una claridad real y honesta frente a los mismos problemas. A cambiar la mirada de lo que te atormenta y confunde. No es que solucione todo, para que no tengas de qué preocuparte, porque todo va a ser color de rosa gracias a la práctica del kundalini yoga, ¡claro que no! Es solo que te enseña a tener una actitud diferente frente a los inconvenientes que trae el hecho de ser tú, el hecho de existir, de habitar este mundo y sus exigencias diarias.

El yoga, más que darnos mucho, se lleva todo; todo aquello que no nos pertenece más. Se encarga de traer un equilibrio entre mente, cuerpo y alma, para que la convivencia entre los tres sea perfecta. Para que haya suficiente de todo lo que necesitas y no falte nada. Para que estar en tu cabeza sea una hermosa experiencia y no sea un lugar oscuro y tedioso al que no quieres ir. El yoga no te da paz, pero se lleva todo aquello que te la quita; el estrés, la pensadera repetitiva de problemas sin solución inmediata, los comportamientos adictivos, las distracciones exteriores que desequilibran tu estado general. Hace cosas maravillosas por ti a cambio de tu visita a la práctica.

Cuando el kundalini llegó a mi vida, todo empezó a organizarse como por arte de magia. Mis relaciones personales volvieron a estar bien, me levantaba con ganas de practicar y vivir el día completo, e incluso logré la estabilidad suficiente a nivel personal para buscar un trabajo y poderlo tener mientras mi hija iba al jardín.

Durante varios años estuve muy dedicada a mi práctica de yoga, pero, después, por temas laborales, empecé a dejarla de lado. De nuevo empecé a desfallecer por el estrés, y tuve momentos muy buenos anímicamente, pero también otros muy malos, y todos imposibles de evitar. Comencé a tener episodios de tristeza extrema y sin sentido, y otros de mucha rabia, en los que herí a las personas que amo, sin poder evitarlo, incluida yo, porque, sin darme cuenta, estaba rodeada de personas que drenaban mi energía, desgastando así lo poco que tenía. Físicamente estaba pasando algo hormonal en mí que era imposible de controlar. El síndrome premenstrual era insoportable y mi temperamento también. Todo estaba al revés. Lo empezaba a sentir, estaba regresando la depresión.

Poco a poco volví a encontrarme conmigo y a reencontrarme con respuestas en toda la información que me habían dado en la enseñanza de kundalini yoga, para poder sanarme como ya sabía. Hice lo que debía hacer: retomar mi práctica de yoga. Esa era la medicina que le funcionaba a mi necesidad, la depresión.

Esta vez, en plena aceptación de lo que me estaba sucediendo, comencé a leer las enseñanzas de Yogui Bhajan sobre la depresión y los estados confusos de la mente y el alma. Hablaba de la evidente desconexión de la persona afectada por la depresión entre cuerpo, mente y espíritu, y de cómo con el kundalini yoga lo podíamos reconectar con rapidez. Toda esta era información que yo ya tenía en mi cabeza, pero que no podía ejecutar por el estado en el que me encontraba. Precisamente porque estaba desconectada. Pero seguí leyendo, porque leer espiritualidad siempre le hace bien al alma. Cualquier libro que te ayude a comprender algo de ti, así sea una sola cosa, cualquier libro que te hable lindo, de cosas positivas, serenas, te va a dar paz en la mente y el alma, así que seguí leyendo, por gusto y por investigación. Hasta que llegué a un término que cambió mi vida: *cold depression*, en español "depresión fría", y en ese momento pude, por fin, entender lo que me pasaba con claridad absoluta.

La depresión fría es como entrar en un estado de pausa, como me gusta decirle a mí. Cuando tenemos depresión fría nos sentimos deprimidos, pero somos tan insensibles a todo, incluso a nosotros mismos, que no lo notamos claramente. Por eso decimos que la depresión es *fría*, y tiene como resultado la ira interior y el aislamiento de nuestra alma, de nuestro cuerpo y nuestra mente, lo que nos lleva a la desconexión con nuestro propósito de vida, con lo que le da sentido a nuestra vida.

Cuando tenemos depresión fría nos sentimos en soledad, la ansiedad se apodera por completo de nuestro pecho y esa luz interior que nos dice hacia dónde debemos ir se apaga de repente y no encontramos el camino. Por lo general, no hablamos con nadie acerca de nuestro problema y tratamos de solucionarlo por nuestros propios medios, porque esto ocurre a un nivel aparentemente superficial y eso nos puede confundir; es fácil pensar que se trata de una tristeza que va a pasar, que no quieres ver a la gente simplemente porque te falta energía, y que te falta energía porque por la mañana hiciste el café muy clarito... y mil razones o excusas más que justifican cómo te sientes. Es muy fácil caer en el engaño con la depresión fría y no atenderla a tiempo, transitarla solos y sufrirla en silencio absoluto. Incluso por cuarenta años o más. Qué desolador. Yogui Bhajan llamaba a este estado: "el silencio del alma". Tan poético como doloroso. Te he hablado de él y aún no te he contado quién es, pero, no te preocupes, que ya pronto te voy a poner en contexto.

Una persona que experimenta depresión fría no parece estar deprimida ni para sí misma ni para los demás; siente tan poco la depresión en su vida, o cree que no es tan grave porque puede hacer tareas cotidianas, que no acude a un especialista para que se la diagnostiquen. Por eso pueden pasar años antes de que los que la padecemos hagamos algo al respecto. Nos decimos que estamos en un estado de aburrición extrema porque las cosas no salen como esperamos y que ya pasará. La vida parece continuar con normalidad, podemos trabajar sin parar, y hacer incluso actividades que normalmente estarían fuera de la cotidianidad y que merecen o exigen un esfuerzo mayor. De alguna manera la vida sigue, pero no se está del todo presente en ella y hacemos las cosas de manera casi automática. Quiero retomar el término *en pausa*, porque es esa la sensación que tenemos algunas veces quienes hemos padecido esta depresión, que se convierte en una situación que nos conduce a estados de desconexión, impaciencia, ira y drama excesivo con cosas sencillas, o no tan graves, que en realidad no ameritan días, semanas, o incluso meses de análisis mental y profundo.

No es fácil vivir así, o por lo menos no lo fue para mí. En un momento me sentía vacía, no había nada que motivara mi razón de existir en este planeta más allá de mi hermosa hija de casi dos años. Era feliz como madre, pero como mujer y ser humano no tenía propósitos ni norte; estaba absolutamente perdida. La depresión fría me llenaba de una tristeza y una incertidumbre constantes, pero era lo suficientemente suave como para no advertir su presencia y darle un nombre. Yo tenía depresión fría y no lo sabía.

Por la suerte del vivir, desde la primera clase de yoga, este me llevó a un estado tan diferente, tan lleno de paz, fuerza interior, felicidad plena, que me atrapó como al amor más puro y sagrado. Encontré el camino y el amor, y te garantizo que, si lo practicas con disciplina, entrega y devoción, también te va a ayudar a encontrar el camino que funcione para ti. Tengo cuarenta y cuatro años, una hija hermosa de doce, y una nueva vida, inspirada y feliz, que recuperé tras varios años de batallar con una depresión fría.

Todos tenemos una historia diferente y muy personal detrás de lo que estamos transitando. Hemos llegado hasta ese punto por no atender a tiempo el autocuidado que requerimos para estar balanceados y vivir bien. Nacemos, en la mayoría de los casos, perfectos y preparados para vivir una vida plena, pero por diferentes motivos, ya sean familiares, sociales, laborales o de cualquier otra índole, comenzamos a adquirir hábitos no muy saludables que, con el tiempo, se acumulan y empiezan a generar trastornos de salud física y mental que después no atendemos a tiempo.

La sobrecarga excesiva le puede generar un estrés alto a nuestro cerebro, lo que lo lleva a creer que no puede con la vida, se abruma, cree que no tiene la fuerza suficiente para enfrentar las situaciones diarias. Cuando esto pasa, perdemos claridad frente a nuestra vida, se nos hace difícil tomar decisiones, y puede hacernos sentir estancados en situaciones que no nos son agradables, pero no podemos salir de ahí; esto hace que nos sintamos en pausa, y esa sensación es la que Yogui Bhajan llamó *depresión fría*.

Existe un grave problema que ayuda a potenciar estos estados prolongados de tristeza y desesperanza y todo lo que conlleva transitar un estado alterado de la mente, y es que no se nos da la información suficiente, ni necesaria, para que entendamos las diferentes causas, los síntomas, las opciones de tratamientos y las ayudas para solucionar lo que interfiere en la calidad de nuestra vida. Las personas hoy en día todavía sienten vergüenza de ir a terapia porque no se nos enseña que debemos cuidar de nuestra cabeza como lo hacemos con nuestros dientes o el doctor de medicina general. No se nos empuja a cuidar de nuestra mente; al contrario, se nos impulsa a distraerla con información, alcohol, drogas, el juego, el apego emocional, todo menos parar a resolver lo que nos atormenta o preocupa. Esa es la basurita de la que tanto te he hablado.

Tampoco se nos dice que nuestros sistemas glandular y nervioso —o por lo menos el de la mayoría de las personas— no está lo suficientemente desarrollado para enfrentar el desafío que hoy en día significa ser un ser físico, espiritual y mental en un planeta como este, en donde el aire está contaminado de dióxido de carbono, los alimentos son en su mayoría procesados y fumigados con químicos, las toxinas vienen de todas partes, la sobreinformación está en las redes sociales, las vallas con publicidad, la política, las guerras... ¡Y la lista es interminable! A lo que voy es a que, con todo esto, es muy probable que nos sobrecarguemos y flaqueemos.

Pero esta historia tiene dos partes, una triste y una feliz. La parte triste es que no hay nada que podamos hacer para que esto cambie en nuestro exterior, peeeero, la parte feliz es que nuestro interior sí podemos cambiarlo. Si queremos, podemos cuidarlo y limpiarlo todos los días de tantas toxinas exteriores, para que esté lo mejor posible en un mundo difícil y contaminado, que nos genera desbalances que pueden desencadenar una depresión, una ansiedad, diferentes comportamientos adictivos y enfermedades a nivel físico o mental, porque cuando no tenemos la suficiente energía adentro, cuando las respuestas que hallamos no aclaran nuestras preguntas, cuando no encontramos ni un rayito de luz en el corazón que nos ayude a escoger un camino, empezamos a buscarlo por fuera de nuestro interior. Es así como terminamos adquiriendo hábitos dañinos que alteran nuestra mente y nuestro cuerpo, lo que sin duda nos hace terminar lejos de nosotros, desconectados, y nos lleva a perder nuestra energía vital.

Te invito a que hagas aquí una lista de diez hábitos positivos y diez hábitos negativos que hayas adquirido en los últimos quince años, para que antes de iniciar tu sanación sepas cómo te encuentras en este momento, qué te gustaría cambiar y qué te gustaría mantener:

Hábitos positivos

1.
2.
3.
4.
5.
6.
7.
8.
9.
10.

Hábitos negativos

1.
2.
3.
4.
5.
6.
7.
8.
9.
10.

Tenemos un regalo inmenso que nos es entregado todos los días cuando tenemos la fortuna de despertar, y es que siempre es hoy, y hoy siempre trae una nueva posibilidad de cambiar el rumbo de tus días y trabajar para lograr el estado de bienestar general que mereces. Digo trabajar porque es, literalmente, un trabajo. Debes trabajar en ti, levantarte y realizar tu rutina de la mañana y hacer tu práctica de yoga, que, seguramente algunos días te va a hacer sentir miserable por tener que hacerla, pues te puedes sentir incapaz de levantarte, pero precisamente esos días debes asumir con más devoción tu amor propio y entregarte a tu práctica, aceptar incondicionalmente esos pensamientos que están rondando por tu cabeza y no te quieren dejar salir de ahí. Esos días, que parecen los más difíciles de tu vida, habrá una expansión de tu conciencia, y con ella un cambio.

Aparte de tu práctica diaria, es importantísimo que entiendas que debes alimentarte muy bien y que lo pongas en práctica; comer frutas, verduras crudas y al vapor, en la medida de lo posible no ingerir animales, y seguir con atención la dieta que nos sugirió Yogui Bhajan para el tratamiento. Hidratarte es lo más importante para que tu organismo esté listo y pueda procesar los alimentos y eliminar las toxinas que entran en tu cuerpo. Debes tomar infusiones de hierbas, agua y aromáticas y evitar el café, que deshidrata tu cuerpo y altera tu sistema nervioso. Si lo quieres mantener como parte de tu dieta, limítalo a una taza diaria y nunca lo ingieras dos horas antes de tu práctica. Las bebidas alcohólicas y los narcóticos debes evitarlos por completo, por lo menos durante tu tratamiento.

Es muy importante que tengas en cuenta que el kundalini yoga y cualquier tipo de narcótico no se llevan bien. No solo porque puede ser peligroso sobreestimular tu sistema nervioso, sino porque podemos afectar nuestra energía vital y debilitarla, lo cual es completamente opuesto a lo que esperamos hacer con el yoga.

3
LA ENERGÍA VITAL

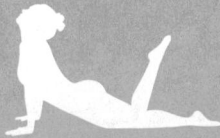

PRANA

En yoga utilizamos la palabra *prana* para describir la energía vital, que es nuestra vida, la fuerza que mueve nuestro corazón y nuestra voluntad. Es la energía de la que depende todo ser vivo para mantenerse sano, vibrante y lleno de vida. Y no es solo la fuerza vital interior, sino también el universo en sí. Cada célula de la existencia es prana. Es la vida en su totalidad, el poder creativo de todo lo que es, el origen de todo lo que existe.

La energía pránica siempre está en movimiento. Es generosa y salta de molécula en molécula entre seres vivos, entre cada cosa viva que puedas imaginar: seres humanos, animales, plantas, océanos, llanuras, lagos, montañas, minerales, hongos y bacterias. Donde hay movimiento, hay prana, y donde haya prana, habrá renovación, evolución, cambio y crecimiento. Donde no hay prana, no hay vida.

Prana no es aire, pero está en el aire, en el oxígeno que respiramos y que llena nuestros pulmones por medio del aire.

No es algo tangible que podamos capturar para entender y estudiar sus moléculas, porque no es una molécula, aunque también existe en la molécula. Tampoco es un componente de los alimentos que comemos. El prana existe en la materia, pero no es la materia; no es lo tangible de ella, lo que se puede tocar. El prana simplemente es. El prana es todo y tenemos muchas formas de adquirirlo.

Nuestra principal fuente de prana es el aire, ya que respiramos automáticamente cada segundo para poder vivir. Por eso es tan importante la forma en que respiramos, porque es nuestra principal fuente de vida. El aire es la manera más fácil y orgánica que tenemos de absorber prana. Cada vez que respiramos estamos alimentándonos de prana, así que entre mayor sea tu capacidad pulmonar, mayor será la cantidad de prana que ingiere tu cuerpo.

Se distribuye por nuestro organismo gracias a los chakras, esas pequeñas esferas de energía que hay dentro de nuestro cuerpo y que se encargan de mantener el orden dentro de nosotros. Entre sus funciones está la recepción, acumulación, transformación y distribución de prana. En unas páginas te voy a hablar más de ellos.

El prana también se distribuye a nuestros órganos por medio de los nutrientes que entran a la sangre a través de los pulmones, por lo que es muy importante la calidad del aire que respiramos. Es nuestra principal fuente de prana, así que un aire cargado de toxinas va a llenar tu cuerpo de toxinas, y el esfuerzo que debe hacer para eliminarlas es muy grande, lo que puede generar que te sientes sin fuerza ni ánimos para continuar. Pero un aire puro, rodearse de naturaleza viva que respira y purifica, te llena de vitalidad, de bienestar. Por eso, cuando llegamos al campo, la energía de nuestro cuerpo sube de inmediato y nos dan ganas de correr, de saltar, de cantar; el cerebro se oxigena y adquiere claridad. Nos llenamos de vida, de fuerza, de prana.

¿De dónde proviene tu fuente de prana con el aire?

~~~~~~

~~~~~~

~~~~~~

~~~~~~

~~~~~~

Por otro lado, tenemos también el prana que nos da la tierra, que se absorbe directamente por la planta de nuestros pies. Caminar sin medias ni zapatos sobre el pasto es una manera de llenarnos de sus beneficios. Practicar yoga en la naturaleza, enraizándote a la tierra, es una fuente muy poderosa de regalarte prana. También le damos a nuestro cuerpo altas dosis de prana por medio de los alimentos que ingerimos, por eso la gran importancia de comer frutas y verduras frescas, ojalá orgánicas. Hoy en día, la industria agropecuaria está inundando los cultivos con químicos que aceleran el crecimiento de los alimentos y los cuidan de plagas, y utiliza semillas manipuladas genéticamente para que los alimentos se vean perfectos; sin embargo, esto hace que el prana de frutas y verduras disminuya, ya que no es lo mismo un alimento que ha crecido naturalmente que uno que viene manipulado genéticamente.

Recuerda que somos uno con el universo. Estamos hechos de las mismas moléculas. Antes de existir fuimos polvo y por la magia del universo fuimos desarrollándonos hasta ser lo que somos hoy en día, pero venimos del mismo lugar, así que no creo que tenga mucho sentido que un alimento que es igual a nosotros nos alimente más al modificar su estado natural. Sin embargo, claro que te va a alimentar, y por supuesto que tiene prana.

La tierra es tal vez la fuente de prana más consciente que tenemos, ya que nos hemos alimentado desde que nacemos por la necesidad de hacerlo. Sembramos nuestros alimentos o los compramos, pero somos conscientes de que nuestro cuerpo necesita a los alimentos para funcionar bien y que estos vienen de la tierra. Entendemos, en la mayoría de los casos, la importancia de alimentar de forma balanceada y natural nuestro organismo, aunque a veces hacemos caso omiso a ese conocimiento, que es tal vez lo primero que nos enseña nuestra madre. Según el alimento que ingieras, vas a obtener más o menos prana. Su procedencia, si es natural o procesado, cómo fue sembrado o criado... todos los procesos por los que pasó antes de llegar a tu plato van a afectar su calidad y el efecto en tu cuerpo. Por ejemplo, una lechuga recién cortada está llena de prana, y a medida que pasan las horas, o los días, este prana va disminuyendo poco a poco, hasta llegar a la descomposición. La lechuga viene cargada del alimento que le suministró la tierra durante su crecimiento, está cargada de prana, de energía vital. Le va a hacer mucho bien a tu cuerpo; en cambio, el cadáver de un animal, que además es quemado para su cocción, no tiene nada de prana, pues no está vivo. No tiene movimiento de energía, porque ya no tiene energía en él. Te va a alimentar de otra manera, pero no de prana.

Otra fuente importante de prana es el sol. El sol es la principal fuente de vitamina D para nuestro cuerpo, necesaria, entre otras cosas, para la adecuada asimilación del calcio para nuestros huesos. Absorbemos el sol por medio de la exposición de la piel a este, y tan solo quince minutos diarios son un gran alimento para nuestro cuerpo. Por lo tanto, al igual que los pulmones, nuestra piel también es un receptor muy importante de prana, no solo por sus poros y su sensibilidad a la luz, sino porque es nuestro órgano más extenso.

Si cierras los ojos durante un rato de cara al sol, tus párpados absorberán prana más rápido que cualquier otra parte de tu cuerpo. Hazlo mientras tomas unas cuantas respiraciones largas y profundas, estando presente y agradeciendo de manera consciente por el alimento que estás recibiendo por medio de tu piel. Debes hacerlo en horas de la mañana, ya que es el momento en que los rayos del sol no son agresivos con tu piel.

Escribe aquí cómo estás tomando prana con el sol, para que se vuelva una práctica constante y consciente en tu día a día.

~~~~~~

~~~~~~

~~~~~~

~~~~~~

¿Cómo estás tomando prana con la tierra?

~~~~~~

~~~~~~

~~~~~~

~~~~~~

Entonces, basándonos en esta información, es importante que empieces a tener conciencia plena de la forma en que estás administrando prana a tu cuerpo. Que esta información te ayude a pensar si tal vez falta alimentar mejor tu cuerpo para que esté en la mejor forma posible y pueda funcionar de manera adecuada para que esta energía llegue a todo tu cuerpo y puedas vivir en bienestar.

LOS CHAKRAS

Llegó el momento de hablarte un poco más sobre los chakras, que, como te decía antes, tienen entre sus funciones repartir prana a todo nuestro cuerpo. De ahí la importancia de tenerlos funcionando correctamente.

Los *chakras*, en sánscrito, o ruedas, son pequeñas áreas que concentran energía enfocada a cumplir una función determinada. Esta energía fluye por los canales, o nadis, a través de nuestra columna vertebral, avanzando en espiral. Tenemos tres nadis importantes: Sushumna (columna vertebral), Ida (fosa nasal izquierda) y Pingala (fosa nasal derecha).

Tenemos siete chakras principales. Están ubicados desde el piso pélvico hasta nuestra coronilla y son los encargados de administrar nuestra energía. Las energías de Ida y Pingala suben en espiral por la columna vertebral desde el primer chakra, encontrándose en cada uno de ellos hasta llegar a la coronilla o séptimo chakra. En yoga kundalini trabajamos nuestra energía para que esta pueda subir correctamente

por nuestros chakras y la movilizamos según lo que queremos resolver.

1. MULADHARA Raíz	**5. VISHUDDHA** Garganta
2. SVADHISHTHANA Sacral	**6. AJNA** Tercer ojo
3. MANIPURA Plexo solar	**7. SAHASRARA** Coronilla
4. ANAHATA Corazón	

Te voy a explicar para qué funciona cada uno de manera muy sencilla.

1. Muladhara
(el chakra raíz o primer chakra)

"Yo soy".

Este es nuestro primer chakra, y está ubicado en la base de
nuestra columna vertebral. Está representado por el color rojo y se encarga de darnos estabilidad, conexión con la

tierra y sentido de pertenencia; por eso, se encuentra justo en la base que conectamos a nuestro cuerpo cuando estamos en la postura básica de yoga o postura fácil, el punto entre el ano y los genitales. Cuando tenemos este chakra en desbalance, sentimos ansiedad y miedo desproporcionados.

2. Svadhisthana (el chakra del sacro o segundo chakra)

"Soy un ser creativo con un potencial ilimitado".

Nuestro segundo chakra se encuentra ubicado justo en la pelvis. Está representado por el color naranja y se encarga de permitirnos la fluidez, de guardar nuestra energía sexual, la creatividad, y de regular nuestras emociones. Cuando está en desbalance, podemos volvernos compulsivos, propensos a los comportamientos adictivos, e incluso puede llegar a afectar nuestro rendimiento sexual.

3. Manipura (el chakra del ombligo o tercer chakra)

"Tengo confianza, soy poderoso y puedo manejar lo que sea".

Nuestro tercer chakra está representado por el color amarillo y se ubica en el punto del ombligo. Ahí se encuentra nuestro fuego interno (agni), el hogar de nuestra energía vital.

Cuando tenemos este chakra en balance, tenemos la fuerza suficiente para enfrentar la vida, nos da confianza para decidir lo que necesitamos, para trascender en nuestro camino. Es el encargado también de mantener el fuego de nuestro aparato digestivo.

Cuando está desbalanceada, nuestra mente se va a nublar, nos sentimos inseguros, sin energía. Nos fluyen muchas ideas, pero no logramos concretarlas. Por lo general, se va a manifestar también por medio de problemas digestivos.

4. Anahata (el chakra del corazón o cuarto chakra)

"Da amor para recibir amor, sé amor".

El cuarto chakra lo tenemos ubicado en el punto del corazón. Lo representa el color verde. Es el hogar de tu ser superior, del amor incondicional. Cuando este chakra se encuentra en equilibrio, la paz y la sensación de protección estarán presentes en tu vida.

Este chakra está asociado a los pulmones, el hígado, el sistema inmunológico y por supuesto al corazón, lo que hace que puedas presentar problemas de presión alta y dificultades emocionales cuando está en desbalance.

5. Vishuddha
(el chakra de la garganta o quinto chakra)

"Digo mi verdad.
Vivo mi verdad".

El chakra vishuddha se encuentra cerca de la base de la garganta, más o menos por la tiroides. El color que lo representa es el azul. Es nuestra puerta de comunicación con el mundo exterior, nos ayuda a encontrar la expresión de nuestro ser.

Su desequilibrio va a impedir que podamos comunicar correctamente lo que pensamos o sentimos, y puede generar un desbalance en tu cuerpo a nivel hormonal. Cantar y cantar es una maravillosa forma de tener balanceado este chakra, y si cantas mantras, muchísimo mejor.

6. Ajna
(el chakra del tercer ojo o sexto chakra)

"Estoy abierto, soy intuitivo
y seguro de mí mismo".

Nuestro sexto chakra se encuentra en el punto del entrecejo. ¿Tal vez has escuchado hablar del tercer ojo? Pues es justamente ahí en donde lo tenemos. Es el hogar de nuestra intuición, nuestra capacidad de imaginación, la puerta a lo que vemos en el mundo y cómo lo percibimos por medio de nuestra intuición. Lo representa el color violeta.

Entre sus funciones tiene ayudarnos a conocernos emocional, mental y espiritualmente. Cuando lo tenemos en desequilibrio, podemos experimentar confusión mental, visión borrosa, migrañas, sinusitis, desconexión de la realidad, arrogancia e insomnio.

7. Sahasrara (el chakra de la corona o séptimo chakra)

"Me entrego a la sabiduría de la conciencia pura".

El séptimo chakra se encuentra justo en la coronilla y lo representa el color blanco. Se dice que es la puerta de entrada a la conciencia pura, hacia la energía divina, hacia la inmensidad del universo infinito. Es el hogar de nuestro ser más elevado.

Cuando tenemos este chakra en equilibrio, estamos conectados con todo, tenemos autodominio y vamos a funcionar de una manera más compenetrada con el mundo. Pero cuando lo tenemos en desequilibrio podemos padecer párkinson, alzhéimer, y cualquier tipo de desórdenes mentales, incluida, por supuesto, la depresión.

No quiero confundirte ni llenarte de información que no necesitamos profundizar en este libro, así que no te preocupes por descubrir en qué chakra será que está fallando la cosa, pues en cada práctica de yoga vamos a trabajarlos todos. La energía viaja de chakra en chakra por los nadis hasta repartirse por todo el cuerpo; es como una gran autopista de energía que debe tener buen flujo de tráfico para que no se tranque. Entonces, si un chakra está bloqueado, todo el flujo de la autopista se verá afectado. Es por eso que en cada una de nuestras prácticas de kundalini yoga enfocamos la energía hacia un fin determinado, pero trabajamos todo el cuerpo físico, mental y energético.

Cuando nos sentimos cansados, confundidos o con una molestia particular que no entendemos muy bien, decimos que tenemos los chakras bloqueados. Esto quiere decir que nuestra energía no puede fluir de manera libre por nuestros canales energéticos, lo que nos lleva a tener unos chakras muy acelerados, muy lentos, o, en el peor de los casos, girando en contra de las manecillas del reloj. Esto puede pasar por varias razones; por tener un estilo de vida poco saludable, sedentario y con una mala alimentación, por traumas emocionales estancados o momentos de profunda tristeza o preocupación, entre muchos otros motivos que van a variar de persona en persona, pero lo que sí hay en común entre todos es que hay una falta de atención personal.

LA FALTA DE ENERGÍA VITAL

Recapitulemos un poco lo que te he contado hasta acá; te conté qué es prana, por qué es importante, cómo podemos obtenerlo y cómo se distribuye por tu cuerpo. También te hablé de los chakras y de la importancia de tenerlos funcionando bien, pero te preguntarás por qué viene al caso de este libro este cuento de los chakras y el prana, que incluso parece una historia de ciencia ficción.

Pues bien, cuando hablamos de depresión debemos tener siempre muy presente que la falta de energía vital es una de las culpables, ya que cuando nos falta energía vital, nuestro cuerpo y nuestra mente no logran sobrellevar las exigencias del día a día, se sienten abrumados. Esto abona el terreno y lo deja perfecto para el inicio de una depresión fría, que después puede convertirse en una depresión clínica y llegar a situaciones graves que, si son atendidas a tiempo, se pueden prevenir y controlar.

En cambio, si hay prana en nuestro cuerpo, nuestra energía vital estará en equilibrio y tendremos la fuerza suficiente para enfrentar nuestra vida con sus momentos buenos y malos, sin hacer un drama de ello, teniendo la fe en nosotros y la preparación para saber que lo vamos a poder transitar sin mayor esfuerzo. No quiero decir con esto que, si haces una kriya que ayude a equilibrar tu prana, todo, como por arte de magia, va a desaparecer. O bueno, un poquito sí, no te quiero mentir, pero salir de donde te encuentras es un trabajo en conjunto con las diferentes opciones que existen para darte el empujón y el apoyo que te faltan para estar bien. Recuerda que debes utilizarlas bajo tu propia responsabilidad, y que es muy importante acudir a un especialista en el tema. No está mal pedir ayuda cuando la necesitamos.

Si no tienes suficiente energía vital, no te preocupes ni te sientas mal por esto. No te dé vergüenza estar mal, necesitar ayuda. Sé que te puede costar un poco aceptar que estás pasando por un pésimo momento personal, ¡a todos nos pasa! A todos. Incluso, me atrevería decir que si no te pasa, hay algo mal en ti, que no tienes ni idea de quién eres, por ejemplo. Sé que puedes pensar que tal vez no hay nadie más sintiendo esta desolación, que a veces parece debilidad y locura, pero no eres la única persona que se encuentra así. En realidad, eres tan solo una más en medio de millones que tal vez están transitando por una situación similar. Incluso, personas cercanas a ti pueden estar sintiéndose igual, por motivos totalmente diferentes a los tuyos, y ni siquiera tú, que estás pasando por lo mismo, lo sabes. La verdad es que tú y yo sabemos que estar en depresión es sobre todo un estado de profunda soledad e incomprensión, pero puedo decirte con absoluta certeza que ya somos dos, y aquí estoy para ti desde ya, entendiendo lo que posiblemente estás sintiendo, dispuesta a acompañarte y guiarte con la práctica del kundalini yoga, para que salgas de la depresión fría en la que posiblemente te encuentras. No pretendo remplazar el proceso que llevas transitando hasta el momento en esta enfermedad, ni mucho menos decirte que tengo en mis manos la solución universal a la verdad, pero la herramienta que te voy a compartir, que está comprobada científicamente, va a mejorar en un 100% el bienestar de tu vida, a nivel mental, físico y espiritual; eso sí te lo puedo asegurar.

A veces, las personas que nos rodean no logran entender muy bien por lo que está pasando nuestra cabeza, nuestro estómago, el pecho que se aprieta... Como no es físicamente visible, aparenta no ser tan grave, y por falta de conocimiento nos pueden hacer creer que está mal sentirnos así. Pero no es su culpa; no todas las personas tienen un interés en apoyar o acompañar, y eso no está mal, simplemente no son así. Tú más bien apóyate en los que sí quieren ayudarte, entenderte y acompañarte, y no juzgues a los que no pueden.

No lo hacen con un doble propósito, es solo que todos somos diferentes. Tú solo piensa en ti y busca tu bienestar.

Quise escribir este libro porque muchas personas pueden estar sintiéndose de esta manera, tristes, desmotivadas, sin encontrar una luz en el camino, y mi propósito es ayudarlas a que salgan de ese estado, a que encuentren el bienestar y la dicha de vivir. Quise compartir una herramienta que ya me ayudó a mí y sé que te puede ayudar a ti y a muchas personas más.

Ha sido un largo camino para mí, de muchas idas y vueltas, en las que he recaído varias veces en la depresión, y debo confesarte que siempre me ha costado salir del hueco. Siempre, aun habiendo experimentado la gracia de sanarme, me ha costado pararme, hacer yoga y salir de allí. Pero aquí estoy, y vamos a hacerlo al tiempo todas las veces que sea necesario. Porque tenemos el yoga, y está ahí, esperando para hacer por ti lo que necesites con solo buscarlo, dispuesto a enseñarte con naturalidad y fluidez lo que necesitas aprender para trascender estados, momentos, emociones. Se aprende mucho en este maravilloso camino, se aprende mucho de uno.

En este libro, que con toda humildad y cariño quiero compartir contigo, voy a entregarte algunas herramientas para que tengas un estilo de vida saludable y puedas vivir en plenitud, en equilibrio y con un propósito de vida claro. Vas a poder trabajar en ti y encontrar un balance perfecto entre el cuerpo, la mente y el espíritu, para que los momentos difíciles sean un suave transitar y entiendas que algunas veces está bien no sentirse bien y que esto está lejos de ser el fin del mundo, y mucho menos el destino que te tocó. A medida que recibas los regalos del yoga vas a poder conocerte a conciencia, de una manera sincera, con amor, sin miedos, y sin el ego que, con frecuencia, te juzga y castiga por equivocarte o por dudar. Así será más fácil que entiendas que los malos momentos son parte de la vida, pero no son la vida.

Somos muchas las personas que algunas veces no tenemos ganas de seguir porque de pronto no hallamos la motivación suficiente para encontrar ese entusiasmo por levantarnos a empezar un nuevo día. Algunas veces invertimos años buscando esa motivación por fuera, escarbando a ver qué es eso que nos va a dar sentido: amores, trabajo, drogas, alcohol, pertenencias materiales, cuando, en realidad, la respuesta está en uno, en lo que nos levantamos a hacer todos los días, en los hábitos que tenemos, las decisiones que tomamos, la gente que frecuentamos, la música que escuchamos... Cada partícula de vida que permitimos que penetre en nuestro ser va a tener una repercusión inmediata en nuestro comportamiento y en nuestra mente, y es precisamente ahí en donde el yoga nos entrena para saber cómo actuar o reaccionar a cualquier situación de la vida, y cuando te das cuenta de sus beneficios, vas a ver claramente que vale la pena invertir en ti, cuidarte y trabajar por mantener esa unión entre cuerpo, mente y espíritu, esa unión que llamamos YOGA.

4
EL MÉTODO SUPERHEALTH

Cuando era adolescente conocí el mundo de las adicciones. Tuve personas muy cercanas e importantes para mí que batallaban con esa enfermedad. No es fácil para ellas ni para sus seres cercanos tener que enfrentar la vida con la adicción al lado, porque además de tener que cargar con ella, también sucede que puede desencadenar infinidad de enfermedades físicas, mentales y espirituales. Entendí que es algo que afecta a muchas más personas de las que creemos, de las que aceptan tener una adicción, y que es tan importante atenderla como la diabetes, porque, como dije arriba, la adicción también es una enfermedad, y como toda enfermedad, estamos en la capacidad de sanarnos. Solo nos toca encontrar la manera y tener la disposición para hacerlo.

Al hacer mi primera formación como maestra de kundalini yoga y estudiarlo a fondo, entendí cómo, por medio de cada postura que hacíamos en una práctica, íbamos guiando la energía del cuerpo hacia un fin determinado; por ejemplo, mejorar los riñones, mejorar la circulación, activar tu creatividad... Cada necesidad que como humano te imagines que podemos tener, tanto de índole físico como mental o espiritual, tiene una kriya específica. Empecé entonces a indagar cuáles kriyas podrían funcionar en una persona con comportamientos adictivos. Era un tema que seguía rondando mi cabeza y que tenía muy cerca de mí, y además reconocía en mis comportamientos que era algo que debía aprender a controlar y tranquilizar. Fue ahí cuando apareció SuperHealth.

Si hablamos de kundalini yoga debemos hacer referencia a Yogui Bhajan, el creador de lo que hoy conocemos como kundalini yoga. Él estudió yoga desde niño, su padre y sus abuelos eran grandes maestros. Tuvo la oportunidad de estar bajo las enseñanzas del maestro Sant Hazara Singh, quien le ordenó dejar su camino para ser maestro de kundalini yoga; claro está que las enseñanzas que le fueron entregadas en ese momento eran diferentes a las que conocemos ahora. El kundalini yoga se practicó durante miles de años únicamente en la India, y era transmitido de un maestro hacia un solo discípulo, que era merecedor de esta información sagrada. Por eso, cuando lo practicamos hoy en día, decimos que hacemos kundalini yoga según las enseñanzas de Yogui Bhajan, porque él las transformó y las llevó a lo que ahora tiene estatus de tecnología a nivel científico y médico.

En los años sesenta, Yogui Bhajan llegó a Canadá para difundir el yoga, según las indicaciones de un profesor canadiense que había conocido unos meses atrás. Sin embargo, el profesor falleció una semana antes de la llegada de Yogui Bhajan, así que él se encontró perdido y sin saber qué hacer, y decidió viajar a Estados Unidos, donde ya era muy conocido el hatha yoga.

En esta década, los psicodélicos lograron escalar a un espacio importante en la sociedad americana. El nivel de estrés estaba empezando a subir a números inimaginables para la época; claramente, hoy en día esos números serían un bálsamo para nuestra sociedad, pero en ese momento, la falta de tiempo y las nuevas filosofías de vida, como el jipismo, estaban inundando a las personas de dudas, miedos, vacíos y comportamientos compulsivos producto de una desconexión.

Cuando Yogui Bhajan encontró esta nueva forma de sociedad, quedó muy impactado. Comenzó a dictar hatha yoga y sus primeros alumnos fueron los jipis, ya que ese grupo tenía una filosofía que se basaba en el autodescubrimiento. Sin embargo, al poco tiempo se dio cuenta de que ese no era el yoga indicado para las necesidades interiores y espirituales que ellos tenían, y supo casi de inmediato que los efectos que estaban buscando las personas con el consumo de psicodélicos se podían lograr elevando la conciencia, así que pensó en el kundalini, por ser el medio más rápido para conseguir el mismo efecto. Primero, llegó a la conclusión de que debía hacer una modificación a lo que hasta ahora se conocía como kundalini yoga, así que, uniendo todo lo que había aprendido durante su vida, creó una tecnología muy poderosa y funcional que es lo que hoy conocemos como kundalini yoga.

Sus alumnos comenzaron a tener cambios a la semana de empezar a practicarlo, así que entendió el poder de lo que estaba transmitiendo y decidió hacer un experimento: sanar de la enfermedad a dos adictos a la heroína. Se dedicó todos los días a ellos, guiando su práctica tres veces al día, enseñándoles de meditación y espiritualidad. Dos semanas después, habían sanado.

Así nació SuperHealth, un método diseñado específicamente para tratar temas de salud mental, para ayudar por medio del yoga a personas que luchan a diario con problemas de adicción, depresión, ansiedad, comportamientos compulsivos y temas emocionales que les impiden fluir con libertad. Es una tecnología aprobada por la Organización Mundial de la Salud como método de sanación de estas dolencias, que ayuda a las personas a desbloquear cualquier impedimento que no los deje vivir una vida plena, llena de bienestar y paz interior. Sus prácticas tienen muchos componentes que trabajan diferentes aspectos del ser durante toda la práctica.

Estos bloqueos, que no entendemos muy bien pero que están presentes en nosotros casi todo el tiempo, empiezan a acumularse en nuestro interior y se manifiestan después en un conjunto de comportamientos compulsivos que nos esclavizan y nos llevan a vivir una vida controlada por una serie de hábitos poco saludables para nuestro cuerpo y, por supuesto, para nuestra mente. Estos hábitos pueden incluir la adicción a drogas, medicamentos recetados, alcohol, comida, cigarrillo, relaciones tóxicas, dispositivos electrónicos, juegos de azar e incluso sobrepensar.

El sistema SuperHealth nos ayuda a tener una mayor conciencia de lo que está sucediendo dentro de nosotros y, por medio del entrenamiento en yoga y meditación, nos da herramientas para que desde la misma conciencia podamos controlar y reordenar esos patrones que han arado el terreno para que el uso de sustancias y comportamientos adictivos sean parte de nuestros días.

Con la tecnología SuperHealth podemos romper los patrones de hábitos dañinos, desarrollar la sensibilidad intuitiva y la vida espiritual, desarrollar autocontrol, aumentar la vitalidad de tu cuerpo y encontrar el camino del amor.

¿Cómo es efectivo? El uso de sustancias tóxicas, alcohol, comida chatarra, fumar, incluso el uso excesivo de dispositivos tecnológicos compromete el sistema nervioso. En este estado debilitado, pierdes la capacidad de ejercer su disciplina y autocontrol. Eres vulnerable. La determinación y el desarrollo de "agallas" con claridad mental son esenciales para romper con éxito los viejos hábitos y crear nuevas estrategias de vida que estén libres de hábitos destructivos o propensos a la depresión, la preocupación y la ansiedad. En términos prácticos, con un sistema nervioso más fuerte puedes hacer cambios en la vida y tener la capacidad de progresar como una persona más sabia, más segura y contenida[1].

Decidí entonces hacer la formación para certificarme como instructora del método SuperHealth, queriendo obtener una formación superior de kundalini enfocado en adicciones. Por ese tiempo yo ya había ido y venido de mi estado de depresión, la cual ahora reconocía como depresión fría, y ya sabía que la respuesta estaba siempre en no dejar de lado mi práctica de kundalini. La sorpresa fue inmensa cuando,

1   www.super-health.org

al empezar el curso, Mukta Kaur Khalsa, cocreadora del método SuperHealth, empezó a hablar de la depresión. No sabía que el método SuperHealth también estaba enfocado en tratar otro tipo de desbalances mentales, como la depresión y la ansiedad, así que me puse feliz, y por supuesto, hice mi tesis sobre el tema. Y ahora te la quiero compartir.

Quiero también ser muy responsable contigo y conmigo, y aclararte que no soy doctora ni terapeuta, soy maestra de kundalini yoga, y quiero compartirte algo que ha funcionado para mí y para muchas personas, algo que hice desde el conocimiento que me fue entregado y que, con todo el amor, he puesto en estas páginas con la única ilusión de que pueda ayudar a más personas.

5
EL KUNDALINI YOGA

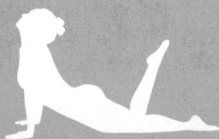

Ahora quiero contarte un poco más sobre el yoga, para que puedas tener aún más claro por qué puede ayudarnos a estar en bienestar. El yoga es una ciencia originada en la India hace miles de años. Es el sistema más antiguo para el desarrollo personal y está dedicado a trabajar cuerpo, mente y espíritu; no en vano le llaman la ciencia completa de la vida.

En el yoga entendemos el cuerpo físico como un vehículo que es el hogar de la mente, encargada de conducir al vehículo y al alma, que es la verdadera identidad del ser; se interpreta por medio de la mente y se manifiesta en el mundo físico por medio del cuerpo.

Para que nuestro cuerpo se pueda mover necesita de la inteligencia, la emoción y la acción, y es fundamental que estén en unión y equilibrio para que estemos bien. Es ahí donde el kundalini yoga se convierte en tu mejor herramienta de mantenimiento personal. No necesitas entender a profundidad cómo funciona, simplemente necesitas empezar a hacerlo y sentir el bienestar y los beneficios que le da a tu cuerpo y tu mente el hecho de practicarlo. Esa deliciosa sensación de paz, de integridad, de estar en comunión con el universo y contigo mismo es lo que llamamos yoga. La unión entre la mente, el cuerpo y el espíritu. Eso es lo que logramos tan rápidamente con la práctica del kundalini yoga. Y sí, solo tienes que practicarlo, ¡él se encarga de todo lo demás!

Buda nos enseñó que la raíz del sufrimiento es la ignorancia, pero la ignorancia frente a tu propio ser. Él no se refería a saber datos de capitales del mundo o financieros, no, se refería a no conocerse a sí mismo, a la no conexión con la propia conciencia, con el ser.

Cuando tomamos conciencia de nuestro ser, logramos una comprensión real de las cosas, las observamos sin los velos o los filtros que hemos aprendido a lo largo de nuestra vida, y las vemos como realmente son. Así, comprendemos que hay cosas que sencillamente no están en nuestras manos, que lo mejor es dejar que la vida siga y encargarnos de nosotros. Cuando entendemos y aceptamos esto, como por arte de magia desaparecen los miedos y las limitaciones, y llegan la abundancia, el conocimiento personal, la esperanza y lo más importante: el amor propio y por todo lo existente, el amor incondicional, el más puro estado del alma.

El kundalini yoga te ayuda a tener claridad mental, bienestar físico y una mayor conciencia de tu yo puro.

A medida que avanzas en tu práctica y te permites la devoción y la entrega a ella —aunque no digo que no te pueda pasar en la primera clase, porque sí puede suceder—, vas a ir sintiendo que tu espíritu se está elevando. Empezarás a sentir que tu creatividad trabaja sin límite, que entras en un estado de felicidad constante que no necesita un motivo, simplemente estás así, y que tu mente está despierta como los pajaritos al amanecer, dispuesta a cantar. El yoga es lo más directo y poderoso que puedes hacer para despertar tu interior, tu fuego, esos deseos de existir y volver a sentirte con todas las ganas de vivir. Se puede. Yo pude, Buda pudo, ¡tú puedes! Es lo más sencillo que se te va a ofrecer para llenarte nuevamente de ti. Nada más directo, saludable y seguro. Te lo garantizo.

En las antiguas escrituras, se dice que el kundalini yoga es la manera más rápida que tiene una persona de producir la transformación que está buscando, así que te invito a que practiques con disciplina y devoción esta ciencia; recuerda, no es una religión, ni una secta de locos que se visten de blanco y cantan mantras, no: esto es un estilo de vida de personas que buscamos el autoconocimiento, el bienestar y todo lo que conlleva estar en unión con nuestra mente, cuerpo y espíritu.

¿CÓMO FUNCIONA EL KUNDALINI YOGA?

El kundalini yoga es una disciplina diseñada para ir al lugar que se desea trabajar sin escalas, abordando directamente el camino para llegar adonde queremos llevar nuestra energía. Esto no quiere decir que los beneficios en todas las prácticas que hacemos en kundalini no se vean reflejados en todo tu ser, pero siempre hacemos kriyas con un fin determinado.

Es muy importante que la práctica la hagas al pie de la letra, ya que ha sido diseñada para ir moviendo la energía paso a paso hasta llegar a nuestro fin y sanar. En la formación para convertirse en maestros, nos dicen que solo hay una manera de practicar kundalini yoga, la cual está descrita en los manuales de los maestros y se debe seguir a la perfección, tal como ha sido transmitida por Yogui Bhajan, y no puede ser alterada de ninguna manera.

La práctica de kundalini yoga está integrada por unas posturas corporales específicas para ejercer una presión en ciertas partes de nuestro cuerpo y manipular diferentes funciones glandulares —las encargadas de las secreciones hormonales— y, de esta manera, tener un sistema nervioso fuerte y con la capacidad de garantizar unas emociones equilibradas.

Todas las herramientas que vamos a utilizar en cada una de las prácticas tienen como fin estimular los nervios, las glándulas y el cerebro, para que regulen nuestra salud, nuestro bienestar y nos lleven a la maravillosa sensación de felicidad que tanto buscamos.

Las técnicas son muy fáciles de seguir y ejecutar, incluso para una persona que nunca haya practicado yoga, que sienta que no es flexible, que no se puede concentrar o que definitivamente no nació para el yoga. Este yoga lo podrá practicar porque es para cualquier persona. Eso sí, se debe entrenar. Ve a practicar kundalini yoga para poder hacer kundalini yoga, y verás cómo vas a mejorar en cada sesión.

Ahora, pon mucha atención a estos pequeños detalles que te voy a contar, y recuérdalos siempre. Durante las prácticas mantenemos cerrados los ojos para vernos por dentro, para escucharnos, para saborear la paz de estar en nosotros. Cantamos, quedamos contentos, y nos sentimos llenos y completos, listos para vivir la vida plena que queremos.

Lo que hacemos es preparar el cuerpo por medio de una serie de movimientos a nivel físico, energético y mental, para que la energía kundalini suba por el sushumna (canal central o columna vertebral energética) y nos conectemos con la energía del universo. Visto desde el punto de vista científico, lo que hacemos es estimular la energía kundalini para poder alcanzar un estado de conciencia superior y así liberar todo el potencial que tenemos dentro. Esto es lo que llamamos iluminarnos.

Las técnicas que utilizamos para que esta magia tan especial que te acabo de describir suceda hacen que se active el centro nervioso psíquico para que alcancemos la conciencia superior o una expansión de esta. Este acontecimiento interno pasa de forma directa y poderosa, es como un impulso energético sin límite que te va a recorrer todo el cuerpo. Por esto debemos ser muy respetuosos con las perfectas instrucciones que nos dan los manuales en cada kriya (serie de posturas que están enfocadas a un propósito), para que podamos obtener el beneficio de esta maravillosa disciplina sin correr el menor peligro de que nuestra energía quede flotando por otro lado, pues lo que hacemos es un movimiento muy intenso de energía por todo el cuerpo, de forma segura y responsable, pero solo cuando seguimos al pie de la letra las instrucciones.

¿QUÉ ES LA ENERGÍA KUNDALINI?

La energía kundalini es conocida también como el nervio espiritual. Está dormida en la base de nuestra columna, esperando a ser activada para poder subir por nuestro canal central o columna vertebral. Esto lo hacemos estimulando su energía para que baje al primer chakra, muladhara, y suba por el sushumna, pasando por cada uno de nuestros chakras, hasta llegar al de la coronilla y, de esta manera, conectarnos con la energía universal.

Y sucede, créeme que sucede. Lo he podido experimentar. Recuerdo mucho la primera vez que lo viví, fue tan bello y extraño (como todo lo bello) que me asusté y bajé de lo que sentí como una levitación del alma casi al instante. Fue durante el retiro en mi primer año de formación como maestra de kundalini yoga, cuando tuvimos la maravillosa experiencia de practicar tantra blanco. No te lo puedo describir, pues es algo tan único y personal que, por más que haga mi mejor esfuerzo para explicar la sensación, no lograría transmitir la experiencia que es tener un momento de expansión de la conciencia. Fue hermoso.

Volviendo a nuestro tema, lo que perseguimos la mayoría de los practicantes de yoga es la expansión de nuestra conciencia, la iluminación, aunque este no debe ser el objetivo para levantarnos todos los días a practicar yoga. El yoga es un estilo de vida. Uno vive en yoga. Uno es yoga. Se habla como yogui, se respira como yogui, se relaciona con los demás como yogui, ve el mundo como un yogui. Pero no te asustes, para ser yogui solo debes hacer yoga; si practicas yoga, eres yogui. Es muy difícil no ser algo que haces todos los días, porque recuerda, somos nuestros actos, somos acción, y, donde hay acción, hay prana. Si somos el prana que consumimos, si consumimos yoga, somos yoga.

El yoga no pretende cambiarnos, sino que se adapta a nuestra vida como un buen compañero que posee siempre la herramienta adecuada para ver el mundo, y con ella la mejor solución, pero, sobre todo, la mejor postura ante la vida.

¿CÓMO TRABAJAMOS LA ENERGÍA KUNDALINI?

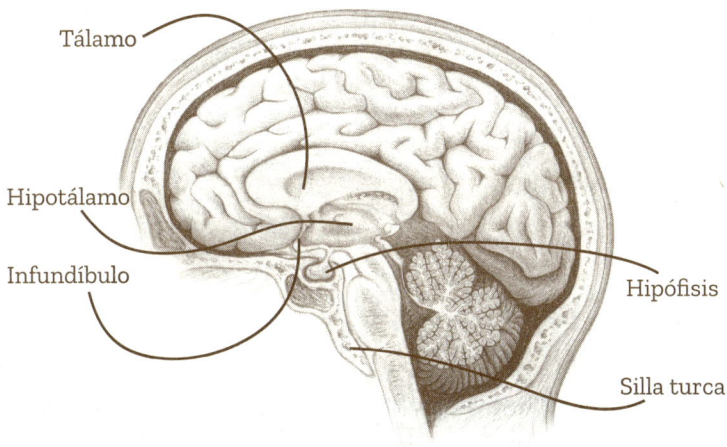

La energía kundalini se visualiza como una serpiente que está dormida en el punto entre el primer chakra y el segundo, el cual se encuentra justo debajo de nuestro ombligo. La activamos con una serie de ejercicios específicos que ayudan a calentar y despertar su energía. Cuando se activa, sube por dos canales, Ida y Pingala, que se encuentran a lo largo de la columna vertebral, entrelazándose de un lado a otro hasta llegar a la coronilla. Cuando logramos llevarla hasta ese punto, sucede lo que llamamos una expansión de conciencia mediante la glándula pineal o hipófisis, que es una especie de bombillo que tenemos en la mitad del cerebro —para ubicarla físicamente en un punto, de manera que la puedas visualizar mejor—. Una vez llega arriba, sucede el despertar, y luego baja de nuevo por los canales energéticos, para volver a su nido otra vez y descansar.

En kundalini movemos esta energía por medio de una serie de ejercicios que en conjunto se llaman kriya. Existen miles de kriyas, cada una diseñada para tratar de manera específica cada uno de los problemas de la vida diaria y moderna.

Hay kriyas para el cuerpo físico, con las que tratamos problemas de salud; por ejemplo, problemas digestivos; problemas en el corazón, en los huesos, en la espalda —que es una dolencia muy común en estos tiempos de estrés y exceso laboral—, en el hígado, en el páncreas, en el sistema inmunitario; la menopausia; problemas en las glándulas... cualquier dolencia que venga a tu mente la podemos tratar con kundalini yoga.

También tenemos otras kriyas que trabajan a nivel de la mente. Estas nos ayudan a despejarla para tratar adicciones, pensamientos compulsivos obsesivos, la desconexión con tu propia creatividad, entre otros.

Por último, tenemos las kriyas para equilibrar las emociones, que son las que nos interesa trabajar en este libro. Con estas vamos a renovar el concepto que tenemos de nosotros mismos, nuestra relación con el mundo y con nuestro interior. Esas kriyas son las que se van a llevar el miedo de nuestra vida y nos van a quitar el velo que no nos deja vernos tal cual somos para que podamos disfrutar el camino. Son las que nos ayudan a reconectarnos con nuestro propósito de vida, dándonos paz, seguridad y una vida libre de ansiedades y depresión.

Dentro de las kriyas tenemos una serie de herramientas que, enfocadas de la manera correcta y por los canales correctos, van a trabajar para conducir de forma adecuada la energía de tu cuerpo y lograr tu objetivo. Por ejemplo, si quiero tratar un problema de tiroides, voy a dirigir mi atención al quinto chakra, la zona de la garganta. Para esto voy a utilizar asanas, meditaciones, mudras, mantras y visualización para enfocar mi energía en ese punto.

Cuando esta serpiente sube y baja, se alimentan una serie de canales llamados nadis, que están por todo el cuerpo. En cada uno de nosotros hay setenta y dos mil nadis, o conexiones energéticas ramificadas, que se encuentran repartidas por todo nuestro cuerpo.

¡Imagínate lo que puede pasar dentro de ti si activas esas setenta y dos mil conexiones que llevan energía por todo tu ser! Ahí te dejo esta maravillosa información y continúo dándote otra más valiosa aún: cómo hacer que todas esas maravillas que te he dicho sucedan.

6
LA PRÁCTICA DE KUNDALINI YOGA

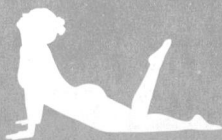

Como te explicaba anteriormente, tenemos varias herramientas en kundalini yoga para conseguir lo que deseamos, y si quieres que te diga algo, también nos ayudan a que sea más sencillo estar presentes durante nuestra práctica. Te voy a ir explicando poco a poco cada una de ellas para mostrarte en detalle cómo funciona esta maravillosa tecnología.

MEDITACIÓN

Primero que todo quiero quitarte un peso de encima: meditar no es poner la mente en blanco. Nadie normal que viva en este planeta tiene la capacidad de poner la mente en blanco. No me digas que lo haces mientras duermes, porque sueñas. Y aunque la mente tenga momentos en blanco durante el estado del sueño, ¿tú pusiste tu mente en blanco? Es decir, ¿tú provocaste que eso sucediera, con conciencia plena? No lo creo. Entonces, lo primero que debes olvidar es que meditar es poner la mente en blanco. De hecho, meditar es activar la mente, solo que con un propósito, con un foco.

Meditar tampoco es pensar; no es sentarse con los ojos cerrados durante quince minutos y dejar que pasen por nuestra mente los pensamientos de las cuentas de los servicios públicos, del problema de la oficina, de lo difícil que está la situación política del país... no. Meditar es regalarte unos minutos al día para estar presente en ti. Es mirar hacia tu interior y dejar que los pensamientos transiten por tu mente, pero con una conciencia diferente a la que tienes cuando estás manejando y te acuerdas de las mismas cosas que vas a recordar mientras meditas, porque cuando meditas vas a verlas con otros ojos y a entenderlas con otro corazón, y sobre todo vas a aprender a dejarlas pasar.

La meditación es una limpieza. Una limpieza que haces de tu mente loca que no para de acumular y acumular cosas que ya no le sirven. Cuando no sabemos cómo controlarla, se llena de elementos innecesarios que hacen bulto y no dejan espacio para otras cosas vitales y, encima de todo, se vuelve demasiado pesada como para poder avanzar.

Meditar no es tan difícil ni aburrido como piensas. Además, te adelanto que en kundalini yoga meditamos con muchas ayudas que te van a facilitar el estar presente. Cada acción que llevamos a cabo durante nuestra meditación tiene una razón de ser, y una de ellas es ayudarte a estar presente (así no estén diseñadas para cumplir esa función específica). Tenemos mudras que hacemos con nuestras manos, algunas veces en movimiento; mantras que cantamos y nos anclan al momento; nuestra mirada, que no solo enfoca la energía, sino que manipula las glándulas que tenemos alrededor de los ojos; posturas que mueven nuestra energía y estimulan nuestros órganos internos y músculos y, por supuesto, la madre de todas: nuestra respiración.

Estos son algunos de los pequeños regalos que nos deja la meditación cada vez que nos sentamos con ella:

- Disciplina

- Tranquilidad

- Conciencia superior

- Calma

- Sensibilidad intuitiva

La meditación trabaja en equipo con la kriya, por eso la practicamos justo después de hacer yoga, porque ayuda a la mente a llevar la energía por el camino que hemos preparado para ello. La conecta y la guía hacia donde quiero dirigirla, hacia mi propósito.

Como decía yogui Bhajan:

La meditación es un proceso... En cualquier momento que sea pacífico (el mejor es el tiempo de la mañana, antes del amanecer), te sorprenderá que en un par de minutos un montón de pensamientos desorganizados comenzarán a llegar a ti —los pensamientos clasificados como X, los pensamientos de enojo, feos. Si dejas que esos pensamientos pasen, esto es meditación. Todos esos pensamientos que pueden pasar en ese momento de tu vida nunca pueden entrar en tu mente subconsciente, y así no te molestan de nuevo. Este procedimiento de limpieza de la mente se llama meditación... Se tarda unos tres minutos para obtener este tipo de pensamientos. Y a veces siguen molestando durante aproximadamente media hora. Pero, si físicamente te mantienes, la mente se aquieta. Ese es el fundamento, o el comienzo de la mente meditativa. Una vez que su mente comienza a ser quieta y no tener ningún pensamiento, te sentirás cómodo, y esa comodidad no se puede describir ni siquiera por mí. Todo lo que puedo decir es que es muy cómodo, es muy acogedor, y tú vas a querer hacerlo una y otra vez. Pero al principio no puedes hacerlo por mucho tiempo. Poco a poco, a medida que desarrolles esa comodidad, este proceso de bombardeo de pensamiento se hace más corto y más corto[2].

¿Cómo meditar?

Cuando nos preparamos para meditar nos surgen varias preguntas.

¿Cuándo meditar? El mejor momento siempre va a ser cuando funcione para ti. Lo ideal sería que lo hicieras todos los días a la misma hora. Si puedes hacerlo en la mañana, mucho mejor, pues comenzarás el día con la mente clara y el cuerpo lleno de prana, que ya sabes que se traduce en energía. Sería ideal si puedes hacerlo antes de la salida del sol,

2   02/21/1978.

ya que es un momento natural de silencio y reflexión. Sin embargo, tú decides cuándo es el mejor momento para ti.

¿Dónde meditar? Elige un lugar en el que tengas absoluta tranquilidad y no te genere distracciones. Trata de usar el mismo lugar todos los días. Que sea tu lugar, un sitio en donde tengas tu altar especial, con imágenes, velas, flores, y cualquier cosa que estimule tu fe y tus pensamientos positivos. Puedes poner objetos que representen algo valioso para ti, o la imagen de alguien que ha guiado tu vida de alguna manera especial. Un abuelo, tal vez, o un profesor de la vida. Siéntate en una piel de oveja, una manta de fibra natural o, de ser necesario, en un colchón firme o cojín que tengas especialmente para este momento. Lo importante es que te sientas a gusto.

¿Cuánto debe durar la meditación? La ciencia yóguica nos enseñó que debemos meditar por un tiempo determinado según el efecto que esperemos conseguir, para lo que nos dio una serie de tiempos y sus efectos:

- ❀ 3 minutos: afecta la circulación y el campo electromagnético, esa energía que te rodea, que atrae y protege.

- ❀ 11 minutos: cambia el sistema glandular y nervioso.

- ❀ 22 minutos: balancea y coordina las tres mentes, la positiva, la negativa y la neutral.

- ❀ 31 minutos: afecta a todas las células y los ritmos del cuerpo.

* 62 minutos: cambia la materia gris del cerebro.

* 2 ½ horas: añade un nuevo patrón a la mente subconsciente.

Independientemente de la meditación que escojas, te invito a que te comprometas a hacerla con una duración y un tiempo específicos, pues solo así vas a obtener los beneficios esperados. El tratamiento que te voy a compartir te guiará por las meditaciones que debes hacer y su duración, pero una vez finalizadas las seis semanas, puedes escoger la que más se adapte a lo que buscas y realizarla por un tiempo determinado, que también debes decidir antes de empezar. Ten siempre presente que tres minutos al día tienen más efecto en ti que treinta y un minutos una vez a la semana. Lo importante es la constancia y enseñarle a tu mente que puedes hacerlo.

¿Cuántos días debemos meditar? Los hábitos nos controlan tanto que se dice que si los cambiamos podemos cambiar nuestro destino. Suena obvio: si cambiamos nuestro comportamiento diario, vamos a movernos hacia un lugar diferente, pero la clave está en tener claro primero qué queremos hacer y después sí ejecutarlo. La meditación nos ayuda a remplazar patrones de comportamiento negativos de la mente por otros positivos. La ciencia yóguica también nos ha enseñado que, según los resultados que queramos, podemos controlar un hábito si practicamos la misma meditación de esta manera:

* 40 días: cambia el hábito.

* 90 días: se confirma el hábito.

- 120 días: tú eres el nuevo hábito.

- 1000 días: adquieres la maestría del nuevo hábito.

¿Para qué meditar? Antes de comenzar la meditación, no olvides establecer una intención. ¿Hacia dónde quieres ir? Haz un mapa interior que señale una ruta clara que te lleve a ese lugar y camina hacia él con amor, paciencia y dulzura. Respeta tu proceso y, por favor, ¡jamás te juzgues!

"La oración es cuando la mente está enfocada en un punto y el ser humano le habla al Infinito. La meditación es cuando la mente se vuelve totalmente limpia y receptiva, y el Infinito le habla al ser humano".

YOGUI BHAJAN

MANTRAS

Mantra es la proyección creativa de la mente a través del sonido. *Man* significa "mente", y *Tra*, "protección".

Un mantra es una palabra o un conjunto de ellas, generalmente en sánscrito o en gurmukhi, que se cantan de forma rítmica y repetitiva, ya sea en voz alta, susurrando o en la mente; cada forma tendrá un efecto diferente en ti. Cuando cantas en voz alta el mantra, estás usando el lenguaje que usas cuando te comunicas con el exterior, la forma en que normalmente te comunicas con los demás. Cuando lo susurras, estás hablando con el lenguaje del amor, ese que usas cuando le hablas a un bebé o a la persona que amas. Cuando lo cantas en tu mente, estás usando el lenguaje que utilizas para comunicarte con tu propio ser, con tu mente, tu yo.

Los mantras son una de las herramientas más potentes que tenemos para enfocar nuestra atención plena durante la práctica y así dejar pasar las distracciones que van apareciendo por nuestra mente. La repetición del sonido hace que la mente se enfoque y esté en presencia absoluta en el ahora. Todos los demás pensamientos desaparecen.

Cantamos porque, al hacerlo, generamos vibraciones con el sonido, y los puntos que toca nuestra lengua producen diferentes efectos positivos en nuestro cuerpo, como una especie de acupuntura con la lengua. Son tan poderosos que, incluso cuando los cantamos mentalmente, logran tener un efecto en nuestro cuerpo, pues, por medio de la memoria, el cerebro siente que, en efecto, se generó esa vibración. Uf, ¡estamos perfectamente hechos! ¿No crees que a medida que conocemos todas las funcionalidades que tiene nuestro cuerpo es más fácil entender que la cura está en nosotros mismos? Piénsalo.

En kundalini usamos diferentes mantras según la kriya o meditación que estemos haciendo. Por ejemplo, cada vez que empezamos nuestra práctica, cantamos el Adi mantra y el Mangala Charan mantra, que repetimos tres veces cada uno. Estos mantras nos conectan con nuestros maestros y los maestros de nuestros maestros, y así hasta llegar a los primeros maestros del yoga. Aquellos que, con amor y respeto por lo divino, visualizaron en la naturaleza y los animales el poder del movimiento y las posturas con el cuerpo.

Los llamamos para que vengan a acompañarnos y a guiarnos en esta sagrada clase que nos disponemos a recibir y a entregar. No son mantras individuales, sino que sirven como conexión entre el alumno y el maestro.

Hay muchos mantras que podemos usar, según la dirección que le quieras dar a tu práctica. Por ahora te voy a hablar de los tres principales de kundalini yoga, porque son los que siempre vas a utilizar.

Adi mantra

ADI: primero

ONG: la energía creativa del universo y de la conciencia del creador experimentada en la creación. Cuando creamos algo, logramos verla manifestada.

NAMO: invocar, "postrarse ante".

GU: oscuridad o ignorancia.

RU: luz o conocimiento.

ONG NAMO GURU DEV NAMO

ONG NAMO: llamo a la conciencia creativa, la conciencia superior.

GURU: maestro, una fuente de conocimiento que transforma.

GURU DEV NAMO: llamo a la sabiduría divina.

Me postro ante la sabiduría divina sutil, el maestro divino interior.

Mangala charan mantra

AAD: el primero, principal, principio.

NAMEH: me inclino ante, saludo a.

GURAY: sabiduría o GURU, lo que nos lleva de la oscuridad (GU) a la luz (RU).

AAD GURAY NAMEH
JUGAAD GURAY NAMEH
SAT GURAY NAMEH
SIRI GURU DEVEH NAMEH:

SAT: el ideal, esencia pura y verdadera (la naturaleza).

JUGAAD: a través de los años, de todos los tiempos.

SIRI: señor, santo, sagrado, gran.

DEVEH: divino, invisible, nunca visto.

Yo me postro a la sabiduría prístina.
Yo me postro ante la sabiduría verdadera a través
de las épocas. Yo me postro ante la sabiduría verdadera.
Yo me postro a la gran sabiduría invisible.

Satnam

Este es un mantra muy importante, que usamos para saludar, para despedirnos, para bendecir. Con este vas a cerrar todas tus prácticas.

La verdad es mi identidad.

¿Cómo funcionan los mantras?

Bueno, en este punto los mantras se les empiezan a volver un problema a algunas personas porque toca cantar. Esto es parte fundamental de la práctica, así que desde ya me disculpo contigo si no cantas ni en la ducha. Pero no te preocupes, cuando te sientes a meditar y te entregues a tu práctica, te darás cuenta de que lo que menos importa es el sonido que estás emitiendo por la boca —además, te aseguro que te va a sorprender lo hermoso que va a sonar—. Todo es cuestión de ponerte para ti, soltando el exterior por completo y, como te decía antes, sin juzgarte.

El otro punto en el que se empiezan a poner complicados los mantras para algunas personas es cuando escuchan la forma en que se cantan (recitando) y el idioma extraño que se utiliza. Si en algún momento sientes que debes convertirte al budismo o a otro tipo de religión diferente a la que te gusta seguir, no te preocupes, no es por ahí. Como te he dicho en varias ocasiones, el yoga es un estilo de vida, como ser montañista, o una persona *fit*, así que no compite con absolutamente nada en tu vida. En realidad, ni siquiera es importante que entiendas lo que significan los mantras, solo que la forma en que los digas sea la correcta; recuerda que la lengua va a hacer un trabajo importante mientras los pronuncias. Ella es el arma secreta de los mantras. Cada vez que los recitamos bien, la lengua se va a mover de una manera específica por la boca, dando golpes en distintos puntos y produciendo diferentes vibraciones por dentro. Estas activaciones energéticas hacen que el líquido que hay en nuestro cerebro —encargado de crear las conexiones necesarias para que funcione de manera adecuada— se reproduzca y se movilice, lo que genera nuevas conexiones, y más rápidas.

Es muy posible que al principio no lo percibas, pero los cambios vas a empezar a notarlos al poco tiempo de comenzar tu práctica.

MUDRAS

Los mudras son diferentes posiciones que hacemos con nuestras manos para cerrar o potenciar el flujo de la energía que estamos trabajando. Al cruzar, estirar, entrelazar o tocar determinada parte de los dedos o las palmas de las manos, podemos lograr que esta se active y se dirija a determinada parte del cerebro. Cada dedo está relacionado con una parte del cerebro y con una emoción.

Te voy a compartir algunos de los mudras más utilizados en kundalini yoga.

Gyan mudra

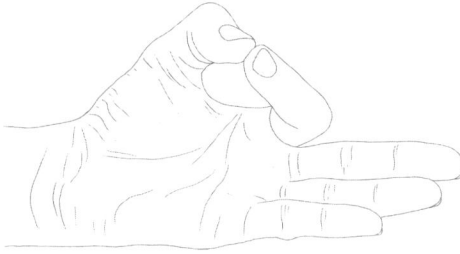

Este es uno de los mudras que más utilizamos cuando hacemos ejercicios de pranayama (respiración) o meditación. Se le llama el "mudra del conocimiento", ya que cuando juntamos nuestro dedo índice con el pulgar creamos un circuito de energía contenida en nuestro cuerpo, generando de esta manera una serie de efectos que nos ayudan a activar el conocimiento y la sabiduría que hay en nuestro interior.

Entre los múltiples beneficios que obtenemos con este mudra, quiero resaltar solo algunos que considero son los de nuestro interés inmediato. Este mudra está relacionado con el elemento aire, que es el encargado de los pensamientos y la actividad cerebral, lo que quiere decir que, si lo tenemos balanceado, nuestra actividad mental va a estar bajo control, tranquila y libre. Ayuda a mantener la paz interior y a cultivar con mayor facilidad nuestro camino espiritual. También ayuda en los desórdenes del sistema endocrino (el encargado de nuestras hormonas, muy importante, en especial, para las mujeres), nervioso y muscular.

Shuni mudra

Este mudra ayuda a reforzar nuestra paciencia y concentración en el momento presente, y es además una gran herramienta para manejar el estrés cotidiano. Nos ayuda a conseguir equilibrio emocional, fortalece el sistema nervioso y nos da claridad mental. Lo hacemos llevando la punta del dedo medio o del corazón a la punta del dedo pulgar.

A nivel espiritual, fortalece la intuición, fomenta la compasión, desarrolla el coraje para que podamos realizar nuestra intención por medio de la acción. Promueve en la mente pensamientos positivos, y al estar conectado con el chakra del corazón, nos ayuda a cultivar el amor propio.

Prithvi mudra

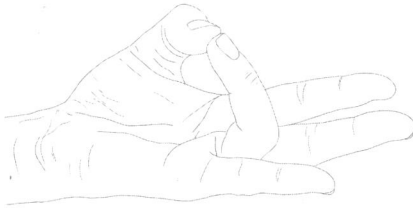

Para entrar en este mudra, vas a llevar la punta de tu dedo anular hasta la punta de tu dedo pulgar. Es un mudra muy beneficioso para los deportistas, ya que le ayuda a nuestro cuerpo a recuperar la energía. Nos da fuerza y resistencia, y por supuesto también tiene beneficios a nivel mental, ayudándonos a desarrollar la concentración, reducir el estrés y calmar la mente para facilitar su enfoque.

Buddhi mudra

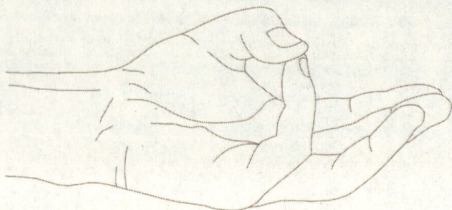

Buddhi significa inteligencia y claridad mental. Este mantra nos otorga agilidad y fluidez en la comunicación. Ayuda a agudizar nuestros pensamientos y la percepción de nuestro entorno. Es perfecto para trabajar la voluntad, la capacidad de imponerse y el poder de soltar. Para entrar en él, debes llevar tu dedo meñique hasta tu dedo pulgar.

BANDHAS

Una bandha es la contracción o activación voluntaria de determinados músculos de tu cuerpo para manipular a voluntad la energía que fluye por él y, de esta manera, hacer una limpieza de los canales para que sean más eficientes, es decir, para que funcionen de manera correcta.

Debemos bloquear el paso de esta energía y acumularla en diferentes puntos, para que, cuando la liberemos, salga con fuerza hacia donde queremos enviarla, como una olla exprés cuando le sacas el aire acumulado.

En kundalini usamos tres bandhas principales:

- Jalandhara bandha: se contraen el cuello y la garganta. Actúa sobre las glándulas pituitaria, tiroides, pineal, paratiroides y el timo.

- Uddiyana bandha: se hace elevando el diafragma hacia el tórax mientras se empujan los órganos internos hacia la columna vertebral, hundiendo la barriga como si se estuviera imitando un hueco. Esta bandha no la usamos en kundalini, a menos que seamos avanzados.

- Mula bandha: mula es la parte que se encuentra entre el ano y los genitales. Cuando realizamos esta bandha logramos que la respiración de la parte baja del abdomen fluya hacia arriba. Para aplicarla apretamos ano, genitales y bajo vientre, como si estuviéramos aguantando las ganas de entrar al baño, con la diferencia de que intentamos llevarlos hacia arriba y hacia atrás.

PRANAYAMA

*"Solo tú puedes controlar tu respiración.
Cuando no controlas tu respiración conscientemente,
cada respiración que haces inconscientemente
se desperdicia. La vida de cada persona se mide
en respiraciones. Normalmente haces quince
respiraciones por minuto. Si respiras una vez por
minuto, puedes vivir quince veces más".*
YOGUI BHAJAN

Dicen que cuando pasas cerca de un salón en donde están practicando kundalini yoga lo sabes de inmediato, porque el kundalini suena; no solo porque cantamos, sino también porque respiramos y lo hacemos notar.

También dicen que nacemos con un número determinado de respiraciones, las cuales debemos administrar según queramos vivir más o menos años. ¿Qué quiere decir esto? Que entre más rápido respiremos, menos tiempo vamos a vivir, porque agotamos más rápido las respiraciones que nos otorgaron desde el día de nuestro nacimiento.

Por ejemplo, piensa en la forma que tiene un perro de respirar y en los años que dura su vida. Ahora piensa en una tortuga. Son tranquilas y respiran de forma lenta y profunda, completando un ciclo de respiración (inhala, retén, exhala, retén) por minuto, y viven cien años. En los humanos el cuento es así: respiramos entre doce y veinte veces por minuto, lo que quiere decir que, si entrenáramos nuestro cuerpo y nuestra mente para respirar más lento y más profundo, viviríamos aproximadamente quince veces más.

La respiración es lo primero que haces al venir a este mundo y será lo último que hagas antes de morir. Necesitamos respirar para poder vivir. Esto es lo que le dice a nuestro cerebro que hay vida en nuestro cuerpo, el oxígeno de los pulmones.

Si logras enfocar tu atención en la respiración y haces un trabajo de respiración consciente, automáticamente, y como por arte de magia, tu forma de afrontar el mundo va a ser diferente, vas a asumir el estrés desde un lugar distinto, y dejarás de ser vulnerable a comportamientos ansiosos y depresivos.

Pranayama es respirar. Es la práctica que hacemos con la respiración. Son varias las técnicas de pranayama que existen, algunas son más complejas que otras, pero todas se utilizan con un mismo objetivo: movilizar las energías y expandir nuestra capacidad pulmonar.

La respiración es una herramienta fundamental para un practicante de kundalini, pues nos enseña a dominar nuestras emociones, mejorar nuestra salud y desarrollar nuestra concentración.

Te propongo algo. En estos días, trata de ponerle atención a la estrecha relación que hay entre tu respiración y tus palabras. Mira cómo cambia la forma de expresarte según la manera en que estás respirando, o viceversa. Si tal vez tu respiración se acelera cuando estás bajo estrés o si te encuentras feliz. Trata de cambiar tu respiración conscientemente y mira qué sucede dentro de ti, con tus emociones, con la toma de una decisión, con tu cotidianidad en general. Como dice el dicho: antes de dar una respuesta, respírala. La respiración nos da claridad frente a las cosas. Nos da tiempo.

Hay tres cosas clave que debes saber sobre la respiración: está conectada con el estado de tu mente; mientras más lenta sea, más control tendrás sobre tu mente y podrás vivir más tiempo, y la mente sigue a la respiración, y el cuerpo a la mente. Es decir que, al controlar tu respiración, puedes también controlar tu vida.

En kundalini yoga tenemos varias respiraciones. Aquí te voy a explicar las que más utilizaremos en las kriyas de nuestro tratamiento.

Respiración larga y profunda

Esta es una de las herramientas más importantes del kundalini. Algunos de sus beneficios son que nos relaja, aumenta la vitalidad y el flujo de prana, reduce y previene la acumulación de toxinas en los pulmones, estimula las endorfinas —que ayudan, entre otras cosas, a combatir la depresión— y la glándula pituitaria (encargada de la intuición), desintoxica la sangre y nos ayuda a manejar el estrés, liberar el flujo de energía, acelerar la curación emocional y física, a romper patrones de hábitos dañinos, a combatir las adicciones y a gestionar nuestras emociones[3].

La respiración profunda utiliza toda la capacidad de nuestros pulmones, siempre llenándolos de abajo hacia arriba, al inhalar, y desocupándolos de arriba hacia abajo, al exhalar. Inhalas, llevas el aire a lo más bajo de tus pulmones, y empiezas a llenarlos hasta llegar a tus clavículas. Lo haces de manera contraria al exhalar, desocupas primero arriba hasta llegar a la parte baja de tus pulmones. Todo esto lo más pausado y profundo que te sea posible.

Respiración de fuego

Esta es una respiración yóguica muy poderosa que utilizamos mucho en kundalini. Durante su práctica, nos apoyamos en la fuerza del ombligo para exhalar.

---

3   García, José Antonio, "Calma y respira Pranayama", *Yogando*, 31 de marzo de 2021. Disponible en: https://www.yogando.es/index.php/blog-yogando/item/42-calma-y-respira-pranayama

Esta respiración tiene muchos beneficios: purifica la sangre y los pulmones, los libera de toxinas, expande la capacidad pulmonar, fortalece el sistema nervioso, ayuda a combatir el estrés, reduce los impulsos adictivos, estimula el sistema inmunológico y aumenta la fuerza vital, la resistencia física y el suministro de oxígeno al cerebro, lo que nos hace tener la mente más centrada[4].

Para hacer la respiración de fuego, pon los dedos en tu ombligo. Inhala, y con la exhalación empuja el ombligo hacia adentro y hacia arriba. Usa los dedos para sentirlo. Luego, relaja el ombligo de nuevo, dejando que la inhalación te llene los pulmones por inercia. No debes preocuparte por la inhalación, tu cuerpo sabe cuánto oxígeno necesita, así que no va a ser ni más ni menos de lo que acabas de exhalar. Esto va a evitar que te duela el bazo durante su práctica.

Al principio te va a costar un poco hacerlo, y es normal, no te preocupes. Recuerda que para estar en forma para hacer kundalini hay que hacer kundalini, ya verás que con el tiempo irán mejorando tu ritmo y control físico. No puedo decirte qué se te va a dificultar más en tu práctica de kundalini, porque todos somos diferentes; seguramente te vas a encontrar con diferentes obstáculos que tal vez ni te esperabas, pero que te van a ayudar a conocerte mejor. Pero sí te puedo contar cómo fue mi experiencia cuando comencé con esta maravillosa práctica. Mi maestra me dio un pequeño gran dato que me hizo entender a la perfección cómo debía

4 "Respiración de fuego", *Comunidad Kundalini Yoga*. Disponible en: https://comunidadkundalini.com/kundalini-yoga/pranayama/respiracion-de-fuego/

hacer esta respiración: la respiración de fuego debe sonar como un cepillo con el que estás limpiando el piso. Suena igual cuando entra y cuando sale, y su ritmo debe ser constante y parejo. Esa visualización del cepillo sonando me aclaró totalmente el concepto, y a partir de ese día, mi cuerpo lo entendió también y empezó a fluir sin problema.

Hay algunas cosas que debemos tener en cuenta para realizar la respiración de fuego:

* Vamos a respirar por la nariz y escuchar nuestra respiración.

* La inhalación y la exhalación deben durar lo mismo.

* Debes relajar tus hombros y todo tu cuerpo, y permitirle a tu abdomen hacer su trabajo.

* Puedes ir acelerando el ritmo a medida que vayas dominando la técnica. Primero hazlo despacio, mientras tu cuerpo asimila estos nuevos movimientos. Una respiración por segundo o más lento está bien para comenzar.

* Cuando hagas tres respiraciones completas (inhalación y exhalación) por segundo, estarás haciendo respiración de fuego.

Precauciones:

* Si estás en tu periodo menstrual, es mejor que evites esta respiración durante los días de mayor flujo, ya que este podría aumentar.

- Si sufres de presión alta, del corazón, epilepsia o problemas gástricos, debes realizarla con precaución y con la autorización de tu médico.

- Después del tercer mes de embarazo, las mujeres deben remplazarla por la respiración larga y profunda.

- Si te mareas haciendo respiración de fuego, debes detenerte y remplazarla por respiración normal.

- Si sufres de vértigo, debes hacer esta respiración con mucho cuidado.

Estas dos respiraciones son las que más utilizaremos en este programa. Tal vez en alguna meditación la respiración tenga algún cambio, pero de ser así, te lo explicaré en la misma meditación o kriya que estés ejecutando.

ASANAS

Asana significa postura. Es una determinada forma en la que ponemos nuestro cuerpo. En kundalini las mezclamos con la respiración, el enfoque de los ojos o visualización, los mantras, los mudras y las bandhas para lograr la unión entre cuerpo, mente y alma, lo que llamamos YOGA.

En nuestros manuales de maestros de kundalini yoga encontramos secuencias específicas de posturas que construyen las kriyas —o serie de ejercicios— que haremos para tratar algo determinado que queremos mejorar o cambiar de nosotros, ya sea a nivel físico, espiritual o energético.

Cada asana en cada kriya es un ejercicio, una meditación en sí misma, y una conexión inmediata con la energía de nuestro cuerpo. Cuando las realizamos, estamos actuando sobre puntos específicos de nuestro cuerpo físico, y así generamos una reacción en nuestros órganos y glándulas para que funcionen mejor. Cada asana utiliza músculos diferentes, que van a ser trabajados de forma aislada o por grupos, y, al mismo tiempo, vamos trabajando nuestro corazón, aumentando su ritmo y mejorando nuestra circulación.

Una cualidad muy especial de las asanas es que logran crear una conexión especial y directa entre el cuerpo y la mente, lo que provoca una meditación espontánea que no requiere de ningún esfuerzo más que el simple hecho de hacerlo.

Además, el movimiento va a promover el flujo de energía por los meridianos del cuerpo, lo que permitirá que los bloqueos se desvanezcan y tu ser entero funcione a la perfección.

Aquí quiero recordarte que todos somos seres únicos, y por esto, todos tendremos un camino diferente por el maravilloso y sanador mundo del kundalini. Habrá algunas asanas que te parezcan más incómodas que otras; incluso, algunas sacarán lo más oscuro de tu personalidad y odiarás estar sentado en un mat, sufriendo sin necesidad. Pero esas asanas son siempre las que más necesitamos; ahí está el bloqueo, ahí está el trabajo que necesitas para avanzar hacia el cambio que estás buscando. Permítete sentirte mal, permítete odiar estar viviendo el sufrimiento que implica una postura, permítete transitarla en el camino hacia tu bienestar, hacia tu búsqueda de una vida plena y tranquila.

No hacemos yoga porque somos flexibles e iluminados: hacemos yoga porque queremos ser flexibles y lograr acercarnos a la iluminación. Un cuerpo flexible te da una mente flexible, y en esa asana que te cuesta lograr está enredado lo que mentalmente no te deja avanzar. Créeme, el cambio se produce como por arte de magia. El cambio está en ti, eres tú, pero necesitas ayudarte un poco y preparar tu vehículo para que esto suceda. Te invito a que tu énfasis durante la práctica esté en la experiencia y no en la perfección de la postura. Lo que quieres y necesitas es el beneficio que te da la postura en sí, no en su perfección. Por lo menos, no para el kundalini yoga.

¡Así que no te preocupes! No importa cuál sea tu limitación física o mental, que sientas que no vas a poderte concentrar o hacer esas posturas rarísimas que siempre nos muestran del yoga; tranquilo, el kundalini es la casa de todos, y siempre habrá un lugar para alguien que quiera sanar. Además, no hacemos posturas complejas ni nos paramos de cabeza, así que puedes volver a respirar con tranquilidad y empezar este hermoso camino de sanación y plenitud.

¿POR DÓNDE EMPEZAR?

Una práctica de kundalini yoga es una cita que tienes contigo, ojalá la más importante de todos tus días. Y así como para una cita te vistes de una manera determinada, haciendo reverencia al ser con quien te vas a encontrar, y procuras preparar un lugar especial para el momento, así también debe ser tu cita con tu propio ser, porque es el momento en que dedicas tiempo a estar bien, a tener días amables y fluidos, llenos de brillo y sonrisas espontáneas.

Es el momento de entender la importancia de esa hora que estás dedicando a cuidar de ti, a hablar contigo, a estar a solas con la luz y la oscuridad que hay en tu ser. Eso es lo primero, comprender lo fundamental que es lo que estás haciendo y lo que tienes en tu vida, y la magnitud del beneficio de regalarte ese momento todos los días.

¿Cómo vestir?

Lo más aconsejable es usar ropa de algodón o fibras naturales de color blanco o colores claros. Lo importante es que estés a gusto y que la temperatura de tu cuerpo sea agradable.

¿Qué necesitas?

- Una esterilla o mat en donde vas a hacer tu práctica. Lo ideal es que sea de fibra natural.

- Un cojín en el que te vas a sentar durante gran parte de tu práctica. La altura de este es a gusto personal. Si tienes problemas de rodillas o cadera, te recomiendo que sea un poco alto, para que tus rodillas no vayan a estar bajo estrés y estés a gusto.

- También puedes tener unos cojines extra que te van a ayudar a apoyar tus piernas en postura fácil. Para esto, te vas a sentar en el borde del cojín, de manera que tu punto raíz sean los isquiones, esos dos huesitos que tenemos al final de nuestros glúteos, para que tu cuerpo esté recto naturalmente y quede a la vez enraizado a la tierra.

☀ Una manta delgada y suave que ojalá cubra todo tu cuerpo. Con ella vamos a cubrirnos durante savasana, la postura del cadáver, que es la más importante de nuestra práctica, pues es el momento en el que permitimos que todos los beneficios que nos da la kriya se repartan por nuestro cuerpo, nuestra mente y nuestro espíritu. Esta mantita la puedes usar de cojín también, o como soporte para algunas asanas.

☀ Un cronómetro o temporizador para que contabilices el tiempo de cada postura. Sería muy útil que tuviera alarma, para que puedas entregarte por completo a tu práctica sin tener que revisar el tiempo mientras estás haciendo el movimiento.

☀ Un espacio limpio, ventilado y tranquilo.

☀ Un altar con una vela o muchas que lo iluminen. Puede que te parezca extraño, que nunca se te haya ocurrido tener un altar en tu casa dedicado a algo. Pero no te preocupes, esto no quiere decir que estás entrando en una secta o que sin decirte nada te estoy convirtiendo a una religión.

En kundalini yoga no tenemos un gurú, sino maestros que nos han enseñado la ciencia del kundalini para que podamos compartirla y regalarla al mundo. Tenemos maestros que pueden venir de diferentes lados: un abuelo, un tío que nos enseñó algo importante cuando éramos niños, un amigo... cualquier persona que te haya enseñado o dejado una semilla en ti, es un maestro; cualquier cosa que te haya inspirado, es un maestro. Así que en tu altar puedes poner aquellas cosas que te inspiran, aquellos motivos que encuentra tu alma para levantarse a practicar. Es tu altar, así que te invito a enamorarte de él; es tu espacio, el reflejo de tu alma y la luz que te recuerda hacia dónde quieres ir. Tu lugar seguro, repleto de respuestas y de preguntas.

Ese altar vas a ser tú, y recuerda que tu práctica de kundalini será tu cita más importante. ¿Cómo te mereces que alguien te prepare una cita? ¿Acaso no mereces un templo de paz y amor? ¡Yo creo que sí! Eso y mucho más.

* Un parlante, para poner la música especial en tu cita. Puedes buscar en internet música para hacer kundalini, seguramente te aparecerán varios listados en los que irás descubriendo la música que más vibra contigo para, poco a poco, hacer tu selección personal.

* Incienso para el momento de la meditación o para toda la práctica. Esto es a gusto del practicante; si no te gusta el incienso, no tienes que utilizarlo.

* Tu manual, que es este libro.

⚜ Y, sobre todo, necesitas devoción. Vístete de devoción por ti, por el amor, por tu familia, por el planeta, por cada ser vivo que existe en el universo. Entrégate en cada práctica como si fuera la primera oportunidad que has tenido en la vida de hacer algo único y maravilloso por ti.

Otras recomendaciones

Cuando ya tengas organizado todo lo que te acabo de enumerar, solo te queda sentarte, cortar la comunicación con el mundo exterior y empezar tu práctica.

Debes hacerlo con el estómago vacío, sin haber consumido alimentos como mínimo dos horas antes. Los líquidos también es mejor limitarlos y cancelarlos por completo treinta minutos antes de empezar.

Como te conté en páginas anteriores, cada práctica de kundalini yoga la empezamos y la cerramos cantando.

Recuerda que el kundalini yoga es una ciencia exacta, que está diseñada con numerología y geometría sagrada, y que debe ser practicada tal como dice en los textos de los maestros. En este libro tendrás las instrucciones exactas de cómo hacer cada kriya. Te pido que sigas con rigurosidad estos parámetros para que obtengas el verdadero beneficio del kundalini yoga y para que la energía que trabajes vaya a donde quieres llevarla.

PASO A PASO

1. Adi mantra y Mangala Charam mantra

Comenzamos entonando el Adi mantra y el Mangala Charam mantra por un mínimo de tres veces cada uno. Primero el Adi mantra tres veces y luego el Mangala Charam mantra tres veces. Así, preparamos la energía del espacio y nos conectamos con nuestros maestros y sus maestros. Es en este momento cuando establecemos un vínculo protector entre el ser o maestro divino y el alumno. Todos ellos vienen para ayudarnos a transitar nuestra práctica de la manera más amorosa. Estos mantras debemos recitarlos siempre, incluso cuando solo vayamos a hacer una meditación de tres minutos.

Para iniciar, te vas a sentar en tu mat en postura fácil sobre tus isquiones, en el borde de tu cojín. Pon las manos sobre las rodillas y déjalas descansar ahí, eliminando cualquier tensión del cuerpo. Toma algunas respiraciones largas y profundas, y con cada exhalación suelta un poco más la tensión de tu cuerpo. Con cada exhalación te vas a enraizar más y más a la tierra.

Cuando estés con la disposición de empezar, lleva tus manos al centro del pecho y frótalas entre ellas durante unos segundos, para activar las antenas que tienes en ellas para recibir todos los beneficios del prana que te rodea. Después, lleva las manos al mudra de oración y tócate suavemente el centro del pecho con la base de los dedos pulgares. Este es el centro de tu corazón espiritual.

Revisa de nuevo que tu cuerpo esté libre por completo de tensiones, y cuando así lo sientas, inhala profundamente y canta tu mantra, dando inicio así a la cita más importante del día.

2. Calentamiento

Después de cantar el mantra inicial y de entrar en sintonía con los maestros y los maestros de los maestros, comenzamos con el calentamiento necesario, según la kriya que vayas a hacer. Más adelante, en el apartado de las kriyas, te voy a indicar los calentamientos adecuados.

Con estos calentamientos preparamos nuestro cuerpo físico y también calentamos nuestra energía kundalini para que suba por nuestros chakras en el momento apropiado.

3. Kriya

Una kriya es el conjunto de posturas, mantras, respiración, mudras y todos los elementos que usamos en una práctica. La kriya está diseñada para un fin y nos va a guiar para ello. Más adelante vas a encontrar las kriyas que vamos a usar en nuestro proceso.

4. Savasana o postura del cadáver

La postura del cadáver es tal vez una de las más importantes y poderosas, pues justo ahí los beneficios que esperamos obtener de nuestra práctica se van a empezar a manifestar y a esparcir por todo nuestro cuerpo. La forma correcta de entrar en esta postura es acostándose sobre la espalda, con los brazos al lado del cuerpo, y las palmas mirando hacia arriba.

Las piernas están juntas y los talones están dándose una pequeña caricia entre ellos. El mentón está ligeramente cerca del pecho, para proporcionarle a tu columna una línea recta, sin curvaturas que bloqueen el flujo energético entre cabeza y cuerpo.

Cuando termines el tiempo de relajación, empieza poco a poco a salir de la postura, a despertar tu cuerpo haciendo pequeños movimientos, y luego algunos estiramientos. Antes de levantarte, frota entre sí las palmas de las manos y las plantas de los pies. Al terminar, puedes levantarte y volver a la postura fácil para tu cierre.

5. Meditación

Cuando termines tu práctica, tu cuerpo y mente estarán listos para entrar en meditación. Lo ideal es que practiques una kriya acorde con lo que vas a trabajar en tu meditación, pues así estarás enviando la energía hacia un mismo objetivo.

6. El eterno sol

"Que el eterno sol te ilumine,
y el amor te rodee,
y la luz pura interior,
guíe tu camino".

Con ella cerramos todas nuestras prácticas de kundalini. En una conferencia que Yogui Bhajan dio el 28 de enero de 1985, dijo esto acerca de la canción:

Que el eterno sol te ilumine. Qué bendición. Bendecimos a todos. Y todo el amor te rodee. No solamente de Dios, sino todo. Qué afirmación. Y la luz pura interior. No tu "luz", luz pura es el cuerpo radiante, el alma. El Alma es el descendiente directo del cuerpo radiante. El cuerpo radiante es el escudo directo del alma. Luz pura en tu interior.

[...]

Y no decimos, sígueme. Decimos continúa con tu camino (guíe tu camino). Sigue, continúa. Y lo cantamos. Nos da un sentido de nosotros mismos. Pero a veces debemos de cantarlo dentro de nosotros mismos. Entender que conoces todo. Cuando eres adversidad puedes reírte y cuando eres tragedia, lo puedes traer al humor, y cuando puedes sobresalir, Dios ya está sentado dentro de ti; no hay ningún otro lugar para encontrarlo.

La canción se repite tres veces y debe ser cantada con inmensa devoción y agradecimiento. Hay que cantarla desde el corazón, recuerda que es aún parte de tu práctica. La primera vez se la cantas a tu propio ser; la segunda, a alguien o algo a quien quieras dedicar tu práctica, y la tercera, al universo y a la conexión de este con tu propósito de vida.

Cuando finalizas, cantas tres veces Sat Nam, procurando que SAT sea siete veces más larga que NAM. Un ejercicio especial para lograrlo es visualizar cómo tu energía sube desde el primer chakra, avanzando uno por uno hasta llegar a la coronilla, mientras cantas SAT, luego haces un breve NAM.

Ahora sí, date un gran abrazo y agradécete. Has terminado tu práctica y vas a tener un día inspirador, contento y lleno de energía, pero sobre todo abrázate por darte el amor y el cuidado que mereces.

7
TU DIETA
DURANTE EL PROGRAMA

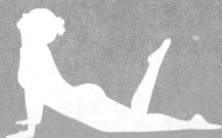

Muchas veces nos pasamos la vida sin prestar real atención a lo que estamos llevando al interior de nuestro organismo. No nos fijamos en la gasolina que le damos a nuestro cuerpo para que funcione todos los días en su máxima capacidad, como esperamos que sea. Damos por hecho que debe responder, porque para eso fue creado, y es verdad. Pero, como toda máquina, por más perfecta que sea, necesita un cuidado especial, y nosotros somos los encargados de proporcionárselo.

No sé si te ha pasado, pero a veces somos mejores cuidando a los demás que a nosotros mismos. Hacemos cosas inimaginables por un tercero, pero cuando se trata de nosotros, nos olvidamos de nuestra infinita capacidad de acción. Y, lamentablemente, somos los únicos que podemos hacer algo por cambiar nuestros hábitos.

Cuando éramos niños, nuestros padres nos transmitieron consciente e inconscientemente unas pautas de principios morales y costumbres cotidianas: cómo alimentarnos, cómo hablar, cómo reaccionar a un problema, entre todos los comportamientos que implican el diario vivir. Algunas de ellas son buenas, y otras no tanto, pero estas son las que han formado nuestro carácter y nuestro andar en este planeta físico que habitamos. Son nuestros pensamientos más profundos, lo que aprendimos a ser, los encargados de dirigir nuestras decisiones y reacciones. Pero esto no debe condicionar nuestra forma de vivir, y mucho menos quiénes somos. Podemos entrenar la mente, nuestro cuerpo y nuestros hábitos para encontrar a esa persona que queremos ser.

Seguramente has oído más de cien veces la retahíla que acabo de contarte, pero algo de cierto debe tener ese discurso de cómo encontrar el bienestar y la plenitud en tu vida para que nos lo repitan con tanta frecuencia. Y en realidad es sencillo: si haces los cambios que te dicen que hagas, vas a obtener la transformación que buscas. El problema es que son muy pocas las personas que, como tú, toman la decisión de hacerse cargo de su vida y sus emociones, y por eso habitamos un mundo que cada vez se ve más afectado por enfermedades físicas y mentales.

Parte de los hábitos que heredamos de nuestros padres están asociados a la alimentación. Lo que comemos y nuestra relación con los alimentos. Tal vez hayas escuchado por algún lado que "somos lo que comemos", y esta frase es tan cierta que incluso da un poco de miedo. Si analizas a las personas cercanas a ti, te fijas con cuidado y atención plena en todo lo que ingieren —líquidos y sólidos, e incluso el aire que respiran, lo que consumen en redes sociales, la música que escuchan, los amigos y sus temas de conversación cuando se reúnen, me refiero a todo lo que consumen— y observas su piel, vas a ver claramente la relación de las dos cosas. Encontrarás que, en verdad, somos lo que comemos.

Somos un vehículo que carga un alma y un espíritu, y que para poder trabajar necesita una gasolina; y, por supuesto, una gran parte de esa gasolina son los alimentos.

La salud de nuestro cuerpo y la estabilidad de nuestra mente dependen por completo de si reciben o no los nutrientes necesarios para funcionar bien. Aunque todos lo sabemos y lo asumimos en la vida como algo obvio, y no le prestamos atención al hecho de que más allá de una frase célebre, es una realidad, somos lo que comemos y debemos aprender a cuidar nuestro cuerpo también desde adentro.

Durante estas seis semanas quiero que seas impecable con el compromiso que hiciste contigo, que comandes por completo tu propio pelotón... siendo tú el pelotón y el sargento a la vez. Quiero que te regales estas seis semanas para que logres sentir el cambio que esperas, o para que te des cuenta de primera mano de que, definitivamente, este estilo de vida no es para ti. Lo importante es que lo intentes.

Quiero que aproveches este libro, y el camino ya recorrido por miles de personas que han logrado encontrar en el kundalini yoga el remedio a su enfermedad, ya sea adicción, depresión, bloqueo espiritual, y que sientas el cambio en ti. Quiero que logres desenmascarar ese ser que eres, que siempre has sabido que eres, que vive en ti, pero todavía no ha salido a la superficie. Quiero que, de ahora en adelante, te levantes todas las mañanas y repitas tres veces el primer mantra de tu día: "Yo soy quien soy y eso es suficiente".

Durante estas seis semanas vas a seguir un régimen alimenticio vegetariano, sacando de tu dieta bastantes alimentos que posiblemente hacen parte de tu cotidianidad. Te haré una lista de los alimentos que puedes comer a partir del cuarto día de tu tratamiento. Para los primeros tres días encontrarás una dieta específica más adelante, donde te describiré la primera semana del tratamiento.

La dieta que vas a seguir a partir del día cuatro la llamamos "la dieta de rehabilitación". Está basada en el consumo de vegetales, frutas, granos, leguminosas, cereales integrales, lácteos y nueces.

No incluye carne, pescado, aves o huevos. ¿Por qué? Porque la carne es una proteína compleja de digerir, así que nuestro cuerpo hace mucho esfuerzo para extraer sus nutrientes y eliminar el desperdicio que deja en el aparato digestivo. Como nuestro organismo va a entrar en una etapa de rehabilitación, la idea es no sobrecargarlo de manera innecesaria con proteínas que podemos obtener de otros alimentos más ligeros y saludables.

La dieta tampoco incluye azúcar, alcohol ni cafeína. Si eres fumador, te recomiendo intentes dejar de hacerlo por los días del tratamiento. ¿Y quién sabe? De pronto hasta te animas a no reincorporarlo en tu vida. Ya verás que la práctica diaria de tus kriyas hará que tu cuerpo abandone sistemáticamente ese hábito, si así lo deseas.

Al final de este libro encontrarás una gran variedad de recetas deliciosas en las que puedes basar tu dieta, e incluso crear unas propias según los ingredientes que puedes consumir.

Lo que debes incluir en tu dieta:

Alimento	Porciones por día
Frutas y verduras	8
Pan, cereal, granos	2 a 4
Proteína (leguminosas, lácteos, nueces, soya)	3 a 4
Grasa (oliva, linaza, almendra)	2.5 cucharadas

Fibra

Una dieta alta en fibra es alta en vitaminas antioxidantes que se obtienen por medio de las frutas, los vegetales, las leguminosas y los granos enteros. Con la fibra vas a propiciar un entorno favorable para el crecimiento de bacterias necesarias para tu organismo, lo cual va a mejorar de manera notoria la absorción de nutrientes y el fortalecimiento de tu sistema inmune.

Esta es una lista de los alimentos más comunes en los que puedes encontrar fibra y su porcentaje. Es importante tener en cuenta que lo recomendable es ingerir de 30 a 50 gramos de fibra al día.

Cantidad de fibra x 100 g	
Cereales y derivados	
Arroz integral cocido	2,7 g
Avena en hojuelas cruda	9,1 g
Harina de centeno	15,5 g

Cantidad de fibra x 100 g	
Pan integral	6,9 g
Salvado de trigo	30 g

Vegetales, hortalizas y derivados	
Batata cocida	2,2 g
Brócoli cocido	3,4 g
Calabacín crudo	1,6 g
Calabaza cocida	2,5 g
Harina de yuca	6,5 g
Lechuga	2 g
Pimentón verde	2,6 g
Repollo	5,7 g
Zanahoria cruda	3,2 g

Frutas y derivados	
Aguacate o palta crudo	6,3 g
Banano o plátano	2,6 g
Caqui	6,5 g
Ciruela	2,4 g
Guayaba	6,3 g
Manzana	2,0 g
Naranja	4,1 g

Semillas y frutos secos	
Aceitunas verdes	3,8 g
Ajonjolí	11,9 g
Almendras	11,6 g
Coco crudo	5,4 g
Linaza	33,5 g

Cantidad de fibra x 100 g	
Marañón/Merey/Anacardo	3,7 g
Maní o cacahuate	8,0 g
Nuez de Brasil	7,9 g
Granos	
Chícharo o arveja	7,5 g
Fríjol negro	8,4 g
Fríjol pinto cocido	8,5 g
Garbanzo	12,4 g
Harina de soya o vegetal	20,2 g
Lenteja cocida	7,9 g
Vainitas/Ejote/Judías verdes	9,7 g

Proteínas

Una persona adulta tiene un requerimiento proteico aproximado de 35 a 60 gramos por día. Una mujer necesita más o menos 40 gramos, un hombre, 50, y se pueden subir hasta 60 si tienen un rendimiento físico elevado.

Estas proteínas las obtenemos por medio de nuestra alimentación. Cuando ingerimos algún alimento que contiene proteína, nuestro organismo lo procesa y convierte estas proteínas en aminoácidos, su componente básico. Estos aminoácidos son esenciales para todos los seres vivos, desde la bacteria más pequeña hasta el humano. Todos tenemos los mismos veinte aminoácidos. Incluso, existen alrededor de cien mil tipos de proteínas, todas formadas por solo veinte aminoácidos. Claro que no todas tienen los veinte aminoácidos, y es ahí en donde debemos prestar atención.

En nuestro cuerpo, estos aminoácidos representan aproximadamente el 20% del peso corporal y el 50% de la masa corporal sólida. De los veinte que debemos incorporar a nuestro organismo, nueve son esenciales y once no esenciales. Los nueve esenciales no pueden sintetizarse en nuestro cuerpo, así que la forma en que los adquirimos es por medio de los alimentos. Los once restantes se sintetizan en nuestro organismo por medio de otros aminoácidos.

Una dieta equilibrada debe tener los veinte aminoácidos. La carne es el único alimento que tiene los nueve aminoácidos esenciales, pero esto no quiere decir que nosotros no podamos completarlos de una forma deliciosa y vegetal sin necesidad de consumir animales. Recuerda que esto es mientras hagas el tratamiento; si quieres mantener la dieta e incorporarla a tu vida indefinidamente, ¡maravilloso! Pero si no lo deseas, también está perfecto. Nadie mejor que tú para entender lo que necesita su cuerpo.

Estos son algunos de los alimentos en donde podemos encontrar estos aminoácidos:

Legumbres

Cacahuetes	Judías verdes
Garbanzos	Lentejas
Guisantes	Soja
Judías	Tofu

Frutos secos

Almendras	Avellanas
Anacardos	Castañas
Todo tipo de nueces	

Cereales

Arroz

Avena

Cebada

Centeno

Espelta

Maíz

Quinua

Trigo

Es mejor consumirlos integrales, ya que poseen la "cáscara", que es fibra.

Semillas

Lino

Piñones

Pipas de calabaza

Pipas de girasol

Pistachos

Sésamo

Es muy importante saber que las legumbres deben mezclarse con un cereal integral para convertirse en proteína.

Grasas saludables

Los ácidos grasos insaturados son imprescindibles para nuestra dieta. Nos dan la energía que necesitamos para funcionar adecuadamente, nos ayudan a tener una piel y un pelo saludables, a absorber mejor las vitaminas y al desarrollo adecuado del cerebro.

Las grasas que es recomendable incorporar a la dieta deben provenir de estas fuentes:

Aceite de oliva extra virgen

Aguacate o palta

Avena

Cáñamo

Lino

Piñones

Pipas de calabaza

Pipas de girasol

Pistachos

Quinua

Semillas de chía

Sésamo

Suplementos naturales

Durante las seis semanas del programa, también vas a ingerir una serie de suplementos naturales que le va a ayudar a tu cuerpo en el proceso de rehabilitación. Los puedes encontrar en tiendas naturistas o pedirlos por internet, esa es siempre la mejor opción para mí.

Suplemento	Dosis
Vitamina E	1.000 mg
Vitamina C	2.000 mg
12 sales celulares	4 píldoras dos veces al día

Bebidas

Bebida	Dosis diaria
Jugo de piña	4 onzas mínimo
Jugo rojo	2 veces al día
Agua	6 a 12 vasos

Es muy importante que mastiques los jugos antes de pasarlos, pues necesitamos que los nutrientes se mezclen con tu saliva para que obtengas todo su beneficio.

Durante estos días puedes tomar yogui tea cada vez que así lo desees.

Puedes agregar a cada comida, además de tu jugo, queso cottage y yogur sin azúcar, preferiblemente casero, e incluso puedes incluir un banano, nueces, canela, o cualquier ingrediente permitido en tu dieta.

Recuerda evitar por completo el uso de bebidas azucaradas o cualquier producto que contenga azúcar. Te recomiendo limitar el uso de miel, preferiblemente orgánica, a la menor cantidad posible.

Durante las seis semanas del tratamiento vas a seguir una dieta alcalina. No te preocupes, es muy sencilla, ya que incluye ingredientes fáciles de conseguir en tu mercado local.

La dieta alcalina consiste en seguir una alimentación fundamentada en el pH del cuerpo; es decir, se evita la acidificación del organismo para que no se genere un espacio propicio para posibles enfermedades como la diabetes, el cáncer, problemas de hígado u otras enfermedades. La medicina natural nos ha enseñado que, si elevamos el pH de nuestro cuerpo volviéndolo más alcalino, nuestra salud y juventud van a estar en perfecta condición durante mucho más tiempo. En nuestras manos está el balance interno de nuestro cuerpo, ya que el grado de acidez de este es responsabilidad en un altísimo porcentaje de los alimentos que incorporamos en nuestra dieta.

La dieta alcalina ayuda a desintoxicar tu organismo, mantener un peso saludable, fortalecer el sistema inmunológico, mejorar el rendimiento deportivo y la digestión y aumentar la energía y vitalidad.

Alimentos alcalinos

Agua mineral	Ajo	Berros
Apio	Avellanas	Cebolla
Caqui	Castañas	Especias
Escarolas	Espárragos	Judías verdes
Fresas	Guisantes	Limón (aunque es ácido, al descomponerse se vuelve alcalino)
Lentejas	Lima	Naranjas
Melón	Moras	Pomelos
Piña	Pipas de calabaza	Té de hierbas
Salsa de soja	Sandía	Albaricoques

En general, frutas, verduras, nueces, leguminosas, cereales, proteínas y lácteos.

Alimentos ácidos que NO debes consumir

Aceitunas en vinagre	Alcohol	Alimentos fritos
Cacao	Café	Calamar

Bicarbonato de sodio	Brócoli	Calabaza
Col rizada	Dátiles	Endivias
Espinacas	Espirulina	Frambuesas
Kale	Kiwi	Lechuga
Mango	Manzanas	Melocotones
Nectarina	Perejil	Pimentón
Rábanos	Raíz de loto	Sal marina
Tomates	Uva	Zanahorias
Algas	Almendras	

Arroz blanco	Atún en lata	Azúcar blanca y morena
Carnes en general	Cebada	Cereales procesados

Cerveza	Chocolate	Edulcorantes artificiales
Galletas	Harina de trigo	Huevos
Mariscos	Mejillones	Miel pasteurizada
Pasteles	Trucha	Vino

En general, alimentos procesados, animales, fritos y azúcares.

Tu alimentación debe ser 80% alcalina y 20% ácida, y ojalá la continúes más allá de las seis semanas que vamos a compartir juntos. De verdad deseo que adquieras en tu vida una dieta saludable y tengas una vida llena de bienestar general por muchos años, ojalá para siempre.

Todo esto que te estoy diciendo puede sonar un poco complejo de lograr, pero no es así. Vas a usar ingredientes que consigues muy posiblemente en la plaza de mercado de tu ciudad o en el supermercado local. Tal vez ya los consumes todos, así que me atrevería a decirte que es posible que, más que aprender a comer algo, la tarea va a estar en desaprender a alimentarse con ciertas cosas que no tienen ningún tipo de efecto positivo en tu cuerpo y que, por el contrario, pueden llegar a ser muy nocivas y deberías pensar seriamente en sacarlas de tu dieta para siempre.

Comencemos entonces hablando de tres esenciales para nuestra salud: "las reinas de la cocina". Ellas le ponen sabor a todo, endulzan y dan sabor a cualquier preparación, y resulta que también son lo más parecido al elixir de la eterna juventud. Les llaman en ayurveda (la medicina antigua de la India) las raíces de la trinidad: cebolla, jengibre y ajo.

Es una combinación que parece enviada por los ángeles de la culinaria celestial, absolutamente deliciosa y perfecta.

Embutidos	Encurtidos	Fructosa
Leche entera	Manteca de cerdo	Mantequilla
Mostaza	Pan blanco	Pasta blanca
Zumos de fruta azucarados		

En la medicina ayurveda se utiliza con mucha frecuencia gracias a sus cualidades curativas.

Te quiero hablar un poco de los beneficios de cada una de estas raíces maravillosas que no deben faltar nunca en tus preparaciones.

Cebolla

Estimula el corazón, reduce el azúcar en la sangre, purifica y reconstruye el organismo.

Jengibre

Estimula la digestión, en especial la de toxinas. Fortalece el sistema nervioso y favorece la circulación.

Ajo

Estimula la circulación, reduce el colesterol, ayuda a la digestión y a bajar la presión sanguínea.

Además de estos tres ingredientes mágicos, contamos con una cantidad de alimentos deliciosos que van a consentir tu cuerpo. Te haré una lista para resaltar algunos que deben convertirse en parte vital de tu alimentación durante este periodo, pues te van a ayudar en los procesos que pretendemos trabajar con la práctica. Cuando los empieces a disfrutar caerás en sus encantos, y estoy segura de que serán parte esencial de tu dieta de ahora en adelante.

*Todas las preparaciones las encuentras en el capítulo de recetas.

Aceite de oliva extra virgen

Potencia el sistema inmunológico, controla el colesterol, mejora la circulación y la digestión. Ayuda a la memoria, a combatir el estreñimiento y a absorber y regular el calcio y el fósforo en nuestra sangre. Hidrata y tonifica la piel, el cabello e incluso las uñas. Retrasa el envejecimiento, controla la diabetes y alivia los dolores de las articulaciones.

Banano

Ayuda a combatir la depresión gracias a sus altos niveles de triptófano, un aminoácido que se convierte en serotonina, un neurotransmisor cerebral que ayuda al estado de ánimo. Protege contra los calambres musculares y la degeneración ocular y fortalece los huesos y la sangre. Reduce la anemia y la presión arterial, lo que a su vez ayuda a prevenir infartos y accidentes cerebrovasculares. Es rico en antioxidantes, ayuda a la digestión y reduce las toxinas y metales pesados del cuerpo.

Brócoli

Tiene propiedades anticancerígenas. Ayuda a eliminar el colesterol malo del organismo y a prevenir la hipertensión, la anemia y el estreñimiento. Ayuda a eliminar las toxinas del cuerpo. Protege los huesos, los ojos y la piel. Fortalece el sistema inmunológico.

Cardamomo

Alivia la pesadez generada por la ingestión de alimentos y los gases digestivos.

Cayena

Ayuda a acelerar el metabolismo. Normaliza la presión arterial. Elimina el exceso de colesterol y triglicéridos. Mejora la digestión. Tiene propiedades antiinflamatorias.

Cúrcuma

Tiene facultades antibacterianas y antiinflamatorias. Ayuda a mejorar el proceso digestivo, a proteger el hígado y a promover la cicatrización y reparación de tejidos. Es antioxidante y estimula el sistema inmunológico.

Gomasio

Es antioxidante, ayuda a mantener la salud ósea, a mejorar el funcionamiento del sistema nervioso y a regular el tránsito intestinal. Reduce el colesterol y previene enfermedades cardiovasculares. Para hacerlo, necesitas ajonjolí y sal.

Pon en una sartén ajonjolí crudo y sal marina. Deja que el ajonjolí se tueste a fuego lento y revuélvelo continuamente junto con la sal. Vas a empezar a sentir cómo va desprendiendo su delicioso aroma y cómo su color se va tornando más oscuro. Cuando se tueste el ajonjolí, antes de que se queme, saca la mezcla y llévala a un mortero para molerlo.

Guárdalo preferiblemente en un frasco de vidrio para agregarlo a tus alimentos, les dará ese toque de sal y un aporte extra de calcio y nutrición a tu organismo.

Horseradish o rábano picante

Fortalece el sistema inmunológico. Es diurético, antioxidante y facilita la digestión, pues es una buena fuente de fibra y ayuda a la normalización de la flora intestinal. Ayuda a los riñones, la vesícula y el hígado. Protege el sistema circulatorio, ayuda a prevenir el cáncer y se recomienda para los asmáticos, ya que, al normalizar la flora intestinal, se reducen las alergias.

Naranja

Ayuda a prevenir la diabetes y el cáncer, a reforzar el sistema inmunológico y al buen funcionamiento del sistema cardiovascular. Contiene antioxidantes y es rica en calcio. Reduce la absorción de grasas, baja el colesterol y la tensión y tiene propiedades antiinflamatorias.

Ghee

Favorece la digestión, al ser ligeramente laxante; pero cuidado, pues en exceso puede producir el efecto contrario. Protege la vista y la salud cardiovascular, tiene antioxidantes, vitaminas y minerales, previene el cáncer y protege las mucosas. Ayuda a desinflamar y a controlar la diabetes y el sobrepeso. Fortalece las articulaciones. Al tomarse una cucharada puede ayudar a aliviar la tos, y, si se aplica a nivel tópico, a curar quemaduras.

El ghee lo puedes adquirir en tiendas naturistas, aunque hoy en día se ha popularizado tanto su consumo que lo encuentras hasta en los grandes supermercados. También puedes optar por prepararlo en casa; es muy sencillo de hacer, y aunque te tomará aproximadamente treinta minutos, va a ser, no solo más económico, sino que te asegurarás de lo que estás llevando a tu organismo.

Para prepararlo, necesitas:

- Mantequilla, la cantidad que quieras preparar.
- Una olla
- Un bol metálico.
- Una cuchara de palo
- Tres telas de gasa y un colador de acero inoxidable. No uses de plástico porque se va a derretir.
- Un frasco de vidrio.

Pon la mantequilla en la olla. Si quieres puedes cortarla en cubos, para que se derrita más rápido. Déjala calentar a fuego muy bajo y revuélvela de vez en cuando. Va a empezar a sacar una espuma que se genera por el agua que contiene la mantequilla; puedes retirarla con una cuchara o dejarla ahí, pues se va a evaporar.

Sigue revolviendo y manteniendo el fuego en bajo. Poco a poco, la mantequilla va a empezar a formar unos sólidos oscuros, que se van a ir acumulando en el fondo, a medida que se van oscureciendo. Cuando estén dorados, apaga el fuego y cuela la mantequilla con las tres capas de gasa.

Envasa en tu frasco de vidrio y deja enfriar. Verás que poco a poco adquirirá un color amarillo.

Golden milk o leche dorada

Alivia la inflamación intestinal, así como la de articulaciones y músculos. Promueve la buena digestión, elimina infecciones del sistema respiratorio y acelera el metabolismo. Ayuda a desintoxicar el hígado, a mejorar la circulación y aliviar enfermedades de la piel.

A mí me encanta tomarla en las noches, antes de dormir. Me hace sentir consentida y mimada. Es una bebida muy poderosa y deliciosa.

La *golden milk*, al igual que el ghee, también se ha popularizado mucho y es muy fácil conseguirla, pero de nuevo te quiero invitar a que la prepares en casa para que puedas alimentarla con tu amor y dedicación. Además, te va a tomar solo veinte minutos hacerla, aunque si haces una mezcla grande y la envasas con cuidado, vas a tener una reserva para que la puedas preparar en diez minutos.

Para esta deliciosa receta vas a necesitar:

- 500 ml de cualquier tipo de leche, ya sea animal o vegetal. Originalmente se hace con leche de vaca, pero puedes hacerla con la que prefieras.
- 1 astilla de canela
- 2 clavos
- 1 cardamomo verde
- 5 gr de jengibre fresco
- 2 granos de pimienta negra
- 5 gr de cúrcuma molida
- Canela molida a tu gusto
- Miel
- Una olla
- Una cuchara de palo

* Rallador

Pon en una olla la leche junto con la canela en rama, los clavos, la pimienta, el cardamomo abierto y el jengibre rallado (aunque también puedes picarlo). Revuelve y, justo antes de que llegue a punto de ebullición, baja el fuego y agrégale la cúrcuma, mientras revuelves bien.

Déjala a fuego muy bajo por mínimo cinco minutos y sírvela en tu taza favorita. Puedes agregarle miel al gusto y esparcirle por encima un poquito de canela en polvo. Puedes darle un toque extra batiéndola como si fuera un capuchino, para que te quede una esponjosa nube por encima. Recuéstate en un sillón y tómate tu tiempo para beberla y sentir cómo tu mente empieza a desacelerarse.

Jugo rojo

Es una gran fuente de antioxidantes y vitaminas para tu sistema inmune. Para hacerlo, necesitas:

* 1 manzana roja pequeña
* 1 remolacha pequeña
* 1 tallo de apio (si puedes conseguirlo con hojas, mucho mejor)
* 2 zanahorias pequeñas o una grande
* 2 cm de jengibre
* 1 naranja pequeña

Pon todos los ingredientes en el extractor o la licuadora, a excepción de la naranja. Si lo haces en licuadora, trata de pasar el jugo por una fina gasa, muy limpia, para que puedas extraer el líquido. Antes de servir, añade el jugo de tu naranja, revuelve, ¡y listo! Preparaste esta maravillosa bebida, repleta de antioxidantes y capacidades antiinflamatorias y depurativas.

Tómalo fresco y saborea el bienestar de tu cuerpo.

Leche de dátil

Conserva la juventud. Es muy nutritiva y beneficiosa en procesos de sanación del cuerpo. Es una importante fuente de energía rápida y proporciona una fibra muy saludable para el estómago. Tiene una alta concentración de azúcar, por lo que los niños, los bebés y los diabéticos no deben consumirla.

Es una receta deliciosa y muy fácil de preparar, para la que necesitas:

- 250 ml de agua o bebida vegetal
- 6 dátiles deshuesados
- Una olla
- Una cuchara de palo
- Licuadora

Pon los dátiles y el líquido de tu preferencia en la olla. Revuélvelos con la cuchara de palo y déjalos hervir por quince o veinte minutos. Cuando esté listo, licúa la mezcla y disfruta de su delicioso sabor.

Leche de sésamo y jengibre

Estimula y nutre el sistema nervioso. Es muy buena para los órganos sexuales masculinos. Para hacer esta deliciosa y nutritiva leche debes tomar un pequeño puñado de semillas de sésamo o ajonjolí crudo y dejarlo en remojo, en una taza de agua filtrada, durante toda la noche. Al otro día escurre las semillas y ponlas en la licuadora con un poco de agua. Cuando estén licuadas, agrega otro poco de agua. Luego, toma una tela o gasa muy limpia y cuela la mezcla para obtener todo el líquido posible.

Cuando tengas la leche lista, ponla de nuevo en la licuadora con 2 cucharadas de jengibre fresco y licúala hasta que quede espumosa y lista para tomar. Esta leche va a estimular tu sistema nervioso y a darte energía. Le puedes agregar miel al final, si te hace falta ese sabor dulce. También puedes añadirle uvas pasas a la licuadora, justo antes de colarla; le van a hacer mucho bien a tu digestión.

Pakoras de tofu y apio

Estimulan la digestión, el metabolismo y disminuyen el azúcar en la sangre. Esta es la receta:

- 1 paquete de tofu sazonado o de tofu firme envasado en agua
- 1 taza de harina de garbanzos
- ¼ taza de harina de arroz integral
- ½ cucharadita de cúrcuma
- ½ cucharadita de pimentón ahumado, o, si te gusta el picante, de pimienta de cayena
- 1 cucharadita de garam masala
- 2 cucharadas de apio fresco, finamente picadas
- Una pizca de bicarbonato de sodio
- Sal marina al gusto
- 2 cucharadas aceite vegetal sin sabor, para que no altere tu receta
- Agua filtrada
- Sartén

- ✸ Cuchara
- ✸ Pinzas

Pon el tofu en un colador plano. Cúbrelo con una tela limpia o una toalla de papel y algo de peso encima (puede ser un plato con algo pesado), para que escurra la mayor cantidad de agua posible. Déjalo reposar por dos horas, aproximadamente. Después de ese tiempo, toma el bloque y córtalo en cubos parejos, del tamaño de tu preferencia. A mí me gusta cortarlos de 2 cm x 2 cm, pero eres totalmente libre de hacerlos como te parezcan más divertidos y provocativos.

Toma el resto de los ingredientes secos y ponlos en un bol. Mézclalos hasta que queden totalmente integrados. Puedes usar una batidora, si la tienes a la mano y es más fácil para ti, pero debes usarla muy despacio. Ve agregando agua a la mezcla poco a poco, hasta que se forme una pasta espesa, pero lo suficientemente líquida para que cubra el tofu por completo.

Sumerge el tofu en la mezcla y calienta la sartén. Cuando esté bien caliente, ponle un poco de aceite. Asegúrate de que el tofu esté cubierto por completo por la salsa y ve poniéndolos uno a uno en la sartén, con cuidado y sin afán. Déjalos más o menos a 1 cm de distancia entre ellos. Cuando se doren por debajo, dales la vuelta, y haz lo mismo por todos los lados para que te queden crujientes y dorados.

Sírvelos calientes y disfruta de sus deliciosos y nutritivos ingredientes. Acompáñalos a tu gusto.

Salsa picante de solsticio

Cada año, la familia 3HO festeja el solsticio de verano con un maravilloso retiro para purificar el cuerpo, la mente y el alma. Lo hacen por medio de kundalini yoga, tantra blanco y una dieta especial muy purificadora, que siempre va acompañada por esta deliciosa salsa picante.

Para prepararla vas a necesitar:

- 3 cebollas grandes picadas
- ¼ taza de pimientos rojos picados y secos
- 250 ml de tamarindo concentrado
- 500 ml de agua caliente
- 1½ taza de aceite de sésamo
- 1 cucharada de cardamomo sin la vaina
- 10 pimientos rojos secos pequeños
- 2 tazas de vinagre de manzana que tenga la madre, es decir, no pasteurizado

Pon las cebollas y los pimientos secos en un recipiente grande. Después, calienta el agua y, cuando esté tibia, disuelve el concentrado de tamarindo. Agrégale a las cebollas y los pimientos el tamarindo diluido y el aceite. Añade el cardamomo, los pimientos enteros y el vinagre. Revuelve bien y tápalo para dejarlo reposar durante toda la noche o por varios días, de ser posible; de esta manera, tendrás una mayor concentración de sabores y beneficios. Cuando esté listo, lo puedes enfrascar y conservar en el refrigerador por mucho tiempo. Entre más tiempo pase, mejor será su sabor.

Té yogui

Esta es otra deliciosa bebida que consiente el cuerpo y el alma. Recuerda que puedes tomarla durante el día cada vez que sientas el deseo de hacerlo. Tiene unos ingredientes muy fáciles de conseguir, cada uno con maravillosos beneficios: clavos de olor, que le van a ayudar a tu sistema nervioso; canela, que es excelente para los huesos; cardamomo, un regalito para el colon; leche, que le ayudará al organismo a asimilar mejor las especias, y actúa también como protectora del colon; té negro, que unificará todos los ingredientes y creará una nueva estructura química, que lo convertirá en una bebida muy saludable. Si estás con tos o resfriado, puedes agregarle un poco de jengibre a tu mezcla.

Con estos pocos ingredientes vas a tener una cantidad increíble de beneficios para tu organismo y tu sistema nervioso, por lo que vale la pena hacer de ella parte de nuestra rutina diaria.

Para su preparación necesitas estas cantidades:

- 20 clavos de olor
- 20 ramas verdes enteras de cardamomo
- 20 granos enteros de pimienta negra
- 5 ramas de canela
- ¼ de cucharadita de té negro
- ½ taza de leche

Agrega todas las especias a 2.8 litros de agua filtrada y déjalos hervir por veinte minutos. Pasado este tiempo, añade el té negro. Después de dos minutos, aparta la cantidad de té que vayas a tomarte y agrega ½ taza de leche fría por cada taza de té. Déjalo hervir de nuevo y sírvelo. Si quieres lo puedes endulzar con un poco de miel. Puedes guardar el té en el refrigerador una vez este se haya enfriado, y para tomarlo, lo calientas junto con la leche, en la proporción indicada, hasta que hierva.

En este punto es probable que ya tengas un mapa mental algo claro de cómo debe ser tu alimentación para mantenerte saludable —espero—, pero sobre todo de la que debes seguir durante las seis semanas que tenemos por delante. Quiero mostrarte un ejemplo de cómo podría ser un día normal en tu dieta de rehabilitación:

Desayuno:

- Agua tibia con unas gotas de limón. Espera quince minutos antes de continuar con tu desayuno.
- Panqueques de apio
- 2 porciones de fruta

Media mañana:

- 1 porción de dátiles y nueces con una manzana

Almuerzo:

- Curry de nueces

Merienda:

- Porción de fruta

Cena:

- Crema de calabaza y tofu y un delicioso té yogui para irte a descansar.

Puedes variar tus comidas utilizando tu creatividad y las herramientas que te doy aquí. Lo importante es que evites los alimentos que no debes consumir, y que hagas de tu alimentación un proceso amoroso y delicioso. Es muy importante que te guíes por los parámetros que te expliqué, pues son parte fundamental del tratamiento. Recuerda que somos lo que comemos, y si estás leyendo estas páginas es porque hay en ti una chispa que quiere encenderse, que te está haciendo ver hacia dónde quieres ir. Posiblemente es la misma que te hizo buscar una salida del estado en el que no quieres quedarte. Hónrate. Honra tu decisión de querer cambiar. De querer ser feliz, de conseguir la plenitud, navegando por una vida con propiedad y destreza. No vale la pena haber llegado hasta este punto para retirarte. Esa es una opción, claro, pero en algunos casos es la peor, y creo que este es uno de esos casos, pues aquí necesitas de toda tu fuerza para generar un cambio verdadero. Esto no es como cambiar el plato que ordenaste en el restaurante, es transformar desde muy adentro a la persona que quiere cambiar el menú del restaurante. Esta es la decisión que te puede ayudar a retomar las riendas de tu vida, a vencer la depresión.

Ya en este punto no sé si lo que te estoy diciendo suena fácil o difícil. He pasado tantas veces por momentos en los que necesito hacer ese cambio que no recuerdo con exactitud cómo ha sido ese proceso, o cada uno de ellos, porque siempre son diferentes. Solo sé que requería de mi esfuerzo, y convencer a la vocecita interna que tengo en mi cabeza de que eso debía ser así porque esa era mi decisión. Y al final eso es lo único que necesitas, tomar la decisión, y yo te invito hoy a que lo hagas. Te aseguro que lo único que va a aportar a tu vida es flexibilidad, calma y un nuevo estado físico, pero te aseguro también —y estoy mucho más segura de esto— que se va a llevar todas las cosas que sobran en este momento de tu vida.

Es muy posible que, si toda la vida has llevado una dieta sostenida en proteína animal, en este momento te preguntes cómo vas a hacer para sentirte satisfecho estas seis semanas. Pero no te preocupes, los alimentos que vas a ingerir suplen a la perfección todos los requerimientos nutricionales que necesita nuestro cuerpo a diario. Lo otro es costumbre.

Y si definitivamente crees que es muy difícil para ti no consumir proteína animal, cómela; no necesitamos estresar más tu ansiedad con requerimientos que te cuestan trabajo. Esa decisión solo la tomas tú, y tú siempre vas a saber qué hacer si tus decisiones son tomadas con responsabilidad y sinceridad con tu propio ser.

RECETAS

Ahora quiero compartirte algunas recetas que te ayudarán en tu tratamiento.

ARROZ CON FRÍJOL MUNGO

Ingredientes

- 1 taza de fríjoles mungo
- 9 tazas de agua
- 2 cebollas picadas
- ⅓ taza de raíz de jengibre picado
- 8 ajos
- 1 taza de arroz basmati
- 4-6 tazas de vegetales surtidos (zanahorias, apio, brócoli, coliflor, etcétera).

- 1 cdta. de garam masala (receta más adelante)
- 1 cdta. de cúrcuma
- ½ cdta. de pimienta
- 1 cda. de eneldo
- 2 hojas de laurel
- Sal marina

Preparación

✽ Lava muy bien los fríjoles y el arroz y ponlos en una olla a preparar como habitualmente lo haces, sin agregar ningún condimento.

✽ Prepara los vegetales y agrégaselos a los fríjoles y al arroz que se están cocinando.

✽ En una sartén aparte, pon a calentar un poco de aceite de oliva extra virgen o ghee. Cando esté caliente, agrega el ajo, la cebolla y el jengibre y haz un salteado hasta que esté dorado. Agrega el garam masala y mezcla bien.

✽ Cuando el salteado esté en su punto y dorado, lo añades al arroz con los fríjoles y vegetales que aún se están cocinando y revuelves muy bien. Necesitas revolver constantemente para evitar que la mezcla se pegue a la olla.

❁ Agrega las hierbas (eneldo y laurel) y la sal casi al final, y déjalo cocinando otro poco sobre la llama baja.

❁ Sírvelo con yogur o queso derretido encima.

❁ Rinde 4-6 porciones.

BUDÍN DE BETABELES Y ZANAHORIAS

Ingredientes

- 2 atados de cebollines picados
- Ghee o aceite vegetal
- 1/2 kilo de zanahorias
- Pimienta negra molida
- 3 dientes de ajo picados
- 8 remolachas o betabeles
- Salsa de soja
- ¼ a 1/2 kilo de queso fresco rallado

Preparación

❁ Lava bien las remolachas y hiérvelas al vapor con tallo y hojas por 15 minutos.

❁ Agrega las zanahorias y déjalas hervir hasta que estén cocinadas, pero que su consistencia siga siendo firme.

❋ Cuando estén en su punto, pélalas y rállalas por los agujeros gruesos del rallador. Mantén las remolachas y las zanahorias separadas.

❋ Pon una sartén a calentar y agrégale un poco de ghee o aceite vegetal. Añade el cebollín con el ajo, la zanahoria y la remolacha, y ponles pimienta al gusto.

❋ Lleva la mezcla a una refractaria. Agrégale un poco de salsa de soja y ponle por encima ralladura de queso.

❋ Llévalo al horno a una temperatura media y deja que el queso se derrita. Cuando esté gratinado, tu plato estará listo.

Este plato ayuda a que tu cuerpo haga su propia limpieza, ya que es un magnífico purificador del hígado y el aparato digestivo.

❧ CREMA DE CALABAZA Y TOFU ❧

Ingredientes

- 1 cebolla
- 3 dientes de ajo
- 2 cdas. aceite de oliva
- 1 patata grande
- ½ kilo de calabaza
- 50 gr de tofu fresco
- Pizca de sal
- Pimienta
- Tomillo

Preparación

- Pica la cebolla y el ajo. Sofríelos en una cazuela con un poco de aceite de oliva. Cuando estén dorados, agrega las patatas y la calabaza picadas en dados.

- Añade agua casi hasta cubrir la cazuela, condimenta con sal, pimienta y tomillo, y deja cocer a fuego suave hasta que la patata y la calabaza estén tiernas. Tritura todo hasta obtener una crema.

- Corta el tofu en daditos pequeños y saltéalos en una sartén con unas gotas de aceite de oliva.

- Sirve agregando los cubos de tofu al final.

Esta es una comida casi perfecta para la mujer. Las almendras son para los ojos, las semillas de sandía para la anemia, las nueces para el cerebro y los chiles para el aparato digestivo. Puede servirse solo, con arroz, con chapatis o con pakoras.

GARAM MASALA

Ingredientes

- 6 semillas de cilantro
- 3 semillas de comino
- 1 astilla de canela
- 1 clavo de olor entero

- 1 pizca de nuez moscada
- 1 pepa de cardamomo verde
- 1 pepa de pimienta
- ½ pepa de cardamomo negro

Preparación:

* Combina las especias y muélelas a alta velocidad o en un mortero.

➤ PANQUEQUES DE APIO ↶

Ingredientes

* ½ cdta. de semillas de alcaravea (comino alemán)
* ½ cdta. de comino
* ½ cdta. de apio en polvo
* 1 taza de harina de garbanzo
* Ghee

* ½ cdta. de orégano
* ½ cdta. de pimienta negra en polvo
* 1 taza de apio finamente trozado
* ½ cdta. de sal

Preparación

* Mezcla todos los ingredientes, agregando agua hasta formar una mezcla cremosa.

* Pon una sartén a calentar y agrégale un poco de ghee. Añade la mezcla a la sartén, como panqueques.

* Sírvelo con yogur o crema ácida.

* Rinde 8-10 porciones.

Purificarán tu sangre y fortalecerán tu sistema nervioso central.

PANQUEQUES PURIFICADORES

Ingredientes

- 2 ⅓ tazas de harina de garbanzo
- ⅓ cda. canela en polvo
- ¼ cda. pimienta negra molida
- 1 cda. chiles rojos molidos
- ⅓ cda. de salsa de soja
- ⅔ cda. de eneldo
- ⅔ cda. de comino en polvo
- 3 dientes de ajo picados
- 1-2 chiles jalapeños
- ⅓ cda. de clavo de olor en polvo
- ⅓ cda. de cardamomo en polvo
- ⅔ cda. de semillas de hinojo
- ½ cda. de hojas de menta molida
- ½ cda. de sal
- ⅔ cda. de perejil
- ⅓ cda. de cúrcuma
- ½ cebolla picada
- ⅓ cda. de raíz de jengibre picado
- ⅔ cda. de albahaca
- Ghee
- Agua

Preparación

⚘ Pica la cebolla y el jengibre en pedazos grandes y mételos junto con el ajo en la licuadora.

⚘ Mezcla el resto de los ingredientes con 6 tazas de agua para hacer una mezcla espesa. Cuando tengas la consistencia deseada, mézclalo con lo que habías licuado.

⚘ Pon una sartén a calentar y agrégale un poco de ghee. Añade la mezcla para hacer pequeños panqueques.

⚘ Puedes agregarle yogur.

⚘ Estas cantidades rinden 25-30 porciones pequeñas.

PURÉ YOGUI

Ingredientes

- 4 tallos de apio
- 1 atado de 4-5 calabacines italianos
- 1 ramita de menta
- ½ cdta. pimienta negra molida
- 1 taza de queso cottage

Preparación

- Cocina al vapor los cuatro primeros ingredientes por quince minutos, hasta que estén blandos.

- Muélelos como puré con la pimienta.

- Sirve con queso cottage.

- La receta rinde 2 porciones.

8
EL TRATAMIENTO

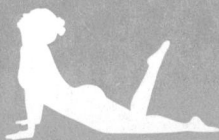

Ahora que ya conoces la teoría y la dieta del tratamiento, entraremos de lleno en este.

¿CÓMO UTILIZAR ESTE MANUAL?

Este libro contiene una serie de kriyas, meditaciones, mudras, mantras, métodos de respiración y todos los elementos que constituyen una clase de kundalini yoga. Quiero recordarte la importancia de seguir al pie de la letra las pautas que marca cada asana, debes ser muy preciso con los tiempos y la forma de respirar en coreografía con el cuerpo. Como ya te conté, esta tecnología está diseñada para ser realizada tal cual se nos indica en los manuales.

Este método lo vas a utilizar durante seis semanas consecutivas, y es clave que seas muy riguroso con tu práctica diaria. En este caso puntual, que vamos a realizar un tratamiento específico para la depresión, debes realizar la práctica tres veces al día. Saca el tiempo, ¡siempre tenemos tiempo! Parece imposible, pero cuando tu mente comience a estar bien, tu cuerpo ya no se sienta cansado y la lucidez y energía sean parte de tu vida, no solo vas a tener tiempo para hacer tres prácticas diarias, sino que vas a sentir que te sobra. Además, recuerda que son solo seis semanas, después puedes continuar con tu práctica diaria de la forma en que mejor se ajuste a ti y a tu cotidianidad.

Vamos a ir semana tras semana: te contaré qué kriya y qué meditación debes hacer y cómo debe ser tu alimentación. Cada semana traerá las indicaciones precisas de la tecnología yóguica que vamos a utilizar.

El resultado es personal. Si eres honesto con tu práctica y consecuente con los resultados que esperas obtener, te aseguro que no habrá espacio para el fracaso. Si, de lo contrario, te dispersas y no te conectas con el proceso que quieres realizar en ti, es muy posible que los cambios se demoren meses, o que nunca logres verlos. No es fácil. Necesitas decisión, esfuerzo y entrega absoluta a tus días durante estas seis semanas. Vas a romper la red mental que has construido durante años y cada uno de los hábitos que te han acompañado por décadas y que te han hecho creer que son parte de tu ADN; vas a descubrir a ese ser que eres tú, que está durmiendo debajo de capas y capas de conceptos sociales impuestos, estrés, preocupaciones, malos hábitos y demás cargas que has permitido que sean parte constante de tu vida.

Te digo lo mismo que me dijo mi maestra Laura: te quiero entregar algo que me hizo mucho bien a mí. Tómalo, te lo entrego; solo te pido que lo recibas con el mismo amor con que te lo estoy entregando y sanes por fin eso que ya no te corresponde cargar. Libérate. Toma las riendas de tu cabeza, de tu cuerpo, de tus días, y empieza a vivir.

Todas las indicaciones de cada kriya y las frases de reflexión son transcripciones exactas de las enseñanzas de Yogui Bhajan, reunidas en el manual del método SuperHealth[5].

LA DESINTOXICACIÓN

Durante esta primera semana vas a tener dos fases. Los tres primeros días vas a entrar en una etapa de desintoxicación, en la que vas a eliminar todos los alimentos procesados que sueles ingerir —harinas refinadas, comida chatarra, azúcares, bebidas gaseosas o azucaradas— y a sustituirlos por alimentos vivos que le van a aportar salud y prana a tu organismo —agua, verduras y frutas—.

Y ahora sí llegó la hora de pedirte lo más difícil: debes sacar de tu dieta el café, el alcohol y el cigarrillo, o por lo menos uno de ellos. Recuerda que el cambio también viene desde el sacrificio y el compromiso que tienes con tu proyecto de vida. Los motivos para esta renuncia son muchos. Están los que todos sabemos, por sentido común, y los que desconocemos, que son la deficiencia de vitaminas B y C a la que nos exponemos con su consumo y, por otro lado, la alteración del sistema nervioso.

Durante estos tres primeros días te enfocarás en la eliminación rápida de las toxinas instaladas en tu cuerpo. Concéntrate en alimentarte bien, en darle un trato especial a tu hígado, que debe venir agotado de luchar por años contra las

5   Kaur Khalsa, Mukta y Kaur, Suchas (Comp.), *Technology Manual, Specialty Professional Training, Kundalini Yoga as taught by Yogui Bhajan.*

miles de toxinas que le llegan a diario. Vas a comer de una manera muy ligera, para que tu sistema digestivo no se sobrecargue y pueda eliminar sin problema todas las toxinas perezosas que no quieren salir y se encuentran muy cómodas en algún rincón de tu organismo. Llevarás una dieta vegetariana llena de nutrientes, fácil de digerir y purificadora, que es muy recomendable cuando te sientas sin mucha energía y necesites darle gasolina de la mejor calidad a tu cuerpo.

DÍAS 1, 2 Y 3 (DIETA DE DESINTOXICACIÓN):

* Tomar de 6 a 12 vasos de agua fresca durante el día.

* Tomar todos los jugos indicados en cada receta. Masticar el jugo antes de pasárselo, para permitir una adecuada digestión y absorción de los nutrientes.

* Tomar té yogui en un poco de agua y leche, frío o caliente. Lo puedes beber durante el día sin limitación.

* Dos cápsulas de cayena con cada comida.

❧ MENÚ ☙

8:00 a. m. Desayuno:

* 8 onzas de jugo de pomelo, manzana y zanahoria. 2 onzas de cada fruta. Mezclar y tomar. Tomar quince minutos antes de desayunar.

* Vegetales al vapor con bastante ajo, cebolla, jengibre y cúrcuma.

* Ensalada verde con aceite de oliva extra virgen con limón. Le puedes añadir jengibre, especias, gomasio, ajo y cebolla para el sabor.

- No uses sal.

10:30 a. m.

- 8 onzas de jugo de pomelo, manzana y zanahoria. 2 onzas de cada fruta. Mezclar y tomar.

1:00 p. m. Almuerzo

- 8 onzas de jugo de apio.
- Sándwich en pan integral con cebollas crudas, tomates, aguacate y queso cottage.

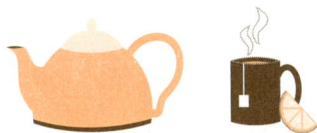

4:00 p. m.

- 8 onzas de jugo de pomelo, manzana y zanahoria. 2 onzas de cada fruta. Mezclar y tomar.

7:00 p. m. Cena

- 8 onzas de jugo de naranja.
- Remolachas cocidas.
- Ensalada de durazno, pera y albaricoque.
- Ensalada verde con jengibre, cebollas, ajo y cúrcuma. También le puedes agregar las remolachas cocidas.
- Antes de ir a la cama toma cualquier infusión herbal.

Recuerda que es muy importante beber mucha agua, pues te ayudará a expulsar las toxinas de tu cuerpo.

DÍAS 4 AL 40:

La dieta de rehabilitación, según las indicaciones que te conté anteriormente. Recuerda el menú que te propuse para un día, estudia los ingredientes que debes alejar de tu dieta y cuáles te conviene incorporar, y usa muchísimo tu creatividad para que este proceso sea un acto de amor total contigo.

¡Y comenzamos!

SEMANA 1
KRIYA

1

Adi mantra

2

Calentamiento:

- Flexiones de columna en postura fácil durante 1 minuto.
- Círculos sufis: siéntate en postura fácil, pon tus manos en las rodillas y haz círculos con el tronco desde la base de tu cintura, 1 minuto hacia cada lado.

3

Kriya para un autoconcepto renovado*

4

Meditación:
Kirtan Kriya, 11 min.

5

Relajación:
Postura del cadáver, savasana mínimo por 5 minutos.

6

Cierre:

- El eterno sol
- Tres Sat Nam

🌿 ALIMENTACIÓN 🌿

- Días 1-3: dieta de desintoxicación
- Días 4-7: dieta de rehabilitación

* Yogui Bhajan en: Kaur Khalsa, Mukta y Kaur, Suchas, nov. 29, 1988, p. 23.

KRIYA PARA UN
AUTOCONCEPTO RENOVADO

~~~ **1** ~~~

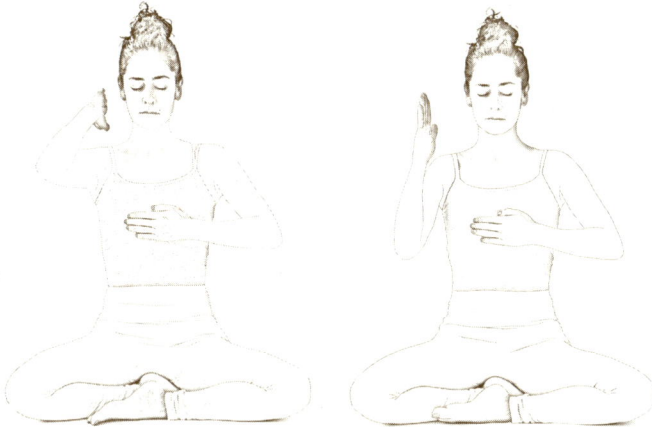

Siéntate en postura fácil.
Tu mano izquierda descansa en el centro del corazón,
con los dedos apuntando hacia la derecha.
Tu mano derecha comienza detrás de la oreja,
con la palma apuntando hacia el espacio.
Tus ojos están cerrados y tu mirada está enfocada en la
punta de tu nariz (mirando hacia abajo).
Inhala y exhala tres veces.
Lleva tu mano derecha poderosamente hacia tu cara,
como si fueras a darte una cachetada, y justo cuando se
acerque a la mejilla, desvía la dirección de la mano, de
modo que termines con la palma mirando hacia adelante.
Mantén una velocidad constante.

🕐 6 minutos

≫ 2 ≪

Los ojos están cerrados y se centran en la punta de la nariz. Junta tus manos delante del pecho, como si estuvieras haciendo un cuenco para tomar agua. A continuación, lleva las manos hasta la garganta y extiende los brazos, como si saliera agua desde la punta de los dedos.

Lleva toda tu ira, apegos y resentimientos, tu basura, cualquier cosa que te esté molestando, a tus manos. Llénalas y luego déjalo ir. Saca todo el dolor del subconsciente, llena las manos con él y luego ofrecerlo al universo.

Desde el día 1 hasta el día 7, menciona todos los dolores de tu infancia, día a día, mes a mes, año tras año, y dáselos al universo.

🕐 15 minutos

3

Pon las manos frente a tu cara y mira las líneas de tu mano. Estudia atentamente tu propia mano.

🕐 5 minutos

4

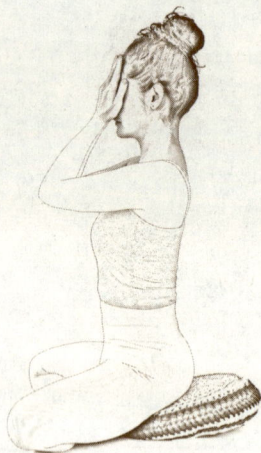

Cúbrete la cara y los ojos con las manos.
Intenta ver la inmensidad del infinito en tu interior
a través de tus ojos cerrados.

🕐 15 minutos

5

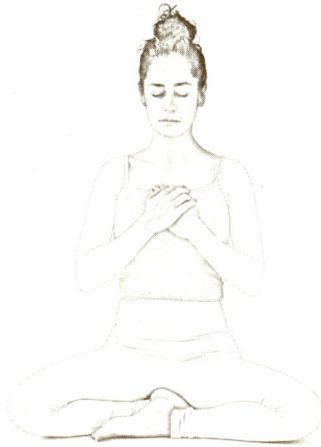

Las manos se cruzan en el centro del corazón,
la mano derecha descansa sobre la izquierda.
Inhala profundamente y retén la respiración por unos
segundos. Exhala.
Repite tres veces.

Canta el mantra: HAR HARE HARI WAHE GURU.
Crea un sonido sistemático, pausando entre cada sílaba
del mantra. Hazlo de una forma monótona y sin música
de acompañamiento.

🕑 5 minutos

Luego, susurra fuertemente el mantra durante

🕑 30 segundos

🌿 **6** 🌿

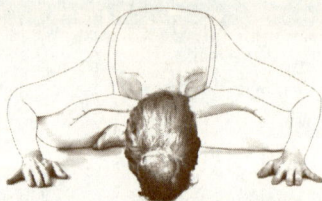

Inclínate hacia adelante y coloca las manos en el suelo.
Puedes entrar en postura de bebé, si lo prefieres.
Pon de fondo *Ardas Bhaee* (versión de Nirinjan Kaur).
Yoguiji toca el gong ligera e intermitentemente
sobre la grabación.

🕐 11 minutos

Para finalizar, estira las manos hacia adelante
tan fuerte como puedas.
Sube tu cuerpo lentamente.
Mantén los ojos cerrados.

7

Estira los brazos por encima de la cabeza con tus manos
en mudra de oración.

Expresa tu intención: ¿quién quieres ser?

Haz un perfil de ti. Un perfil completo y detallado
de tu proyección.

No es una oración. Esto es lo que quieres ser.

🕐 3 minutos

8

Agita tus manos vigorosamente. Sacude todo tu cuerpo.

🕐 30 segundos a 1 minuto

Siéntate y relájate.

9

Agita las manos frente a tu cara y tus ojos para aclarar tu vista.

🕐 Solo por unos segundos

10

SAVASANA

Para concluir, cierra los ojos e inhala profundamente.
Lleva todo el prana a cada parte de tu cuerpo.
Deja que el aliento de la vida circule.
Exhala, inhala. Retén el aire por unos segundos y siente
cómo circula la energía por todo tu ser.
Exhala. Inhala profundamente.
Retén de nuevo.
Siente la energía pránica desde la punta de tu cabeza
hasta los dedos de los pies.
Exhala.

KIRTAN KRIYA

Siéntate en postura fácil.
Tus ojos están cerrados, y tu mirada está en el punto
del entrecejo.
El mantra que vas a cantar es: SA TA NA MA

SAA: el infinito, el comienzo
TAA: la vida, la existencia
NAA: la muerte, la transformación
MAA: el renacimiento, volver a empezar

Vas a cantarlo en los tres idiomas de la conciencia:
El humano: tono de voz normal o alta, es el sonido con el
que te comunicas con el mundo.
El de los amantes: susurro fuerte, es como le hablas a la
persona que amas, o a un bebé.
El divino: mentalmente, en silencio. Es como te hablas a ti,
al infinito, como te comunicas con el universo y lo divino.

El mudra va a estar en movimiento. Tienes tus codos rectos, pero relajados. El mudra va cambiando con cada una de las sílabas del mantra, para que cada punta de los dedos toque la punta del pulgar con una presión firme.

SA, tocas el dedo índice (dedo Júpiter)
TA, tocas el dedo medio (dedo Saturno)
NA, tocas el dedo anular (dedo Sol)
MA, tocas el meñique (dedo Mercurio)

🕐 11 minutos

Música: *Kirtan Kriya* versión corta.

🕐 11 minutos

La música te va a ir guiando por la meditación. Recuerda que nunca debes parar de cantar y de hacer el mudra, y que tu mejor herramienta para estar presente es tu mirada.

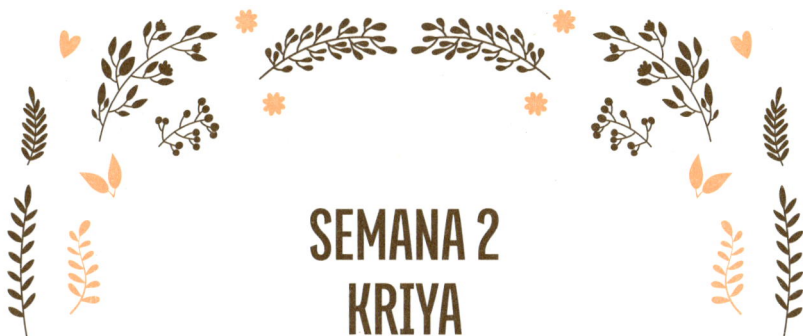

SEMANA 2
KRIYA

1

Adi mantra

2 Calentamiento:

- Flexiones de columna en postura fácil durante 1 minuto.
- Círculos sufis, 1 minuto hacia cada lado.

3

Kriya:

Balancea prana y apana*.

4

Meditación:

Libérate de la depresión fría, 11 min.

5

Relajación:

Postura del cadáver, savasana

6

Cierre:

- El eterno sol
- Tres Sat Nam

🌿 ALIMENTACIÓN 🌿

Dieta de rehabilitación

* Yogui Bhajan en: Kaur Khalsa, Mukta y Kaur, Suchas, mayo 26, 1986, p. 92.

BALANCEA PRANA Y APANA

1

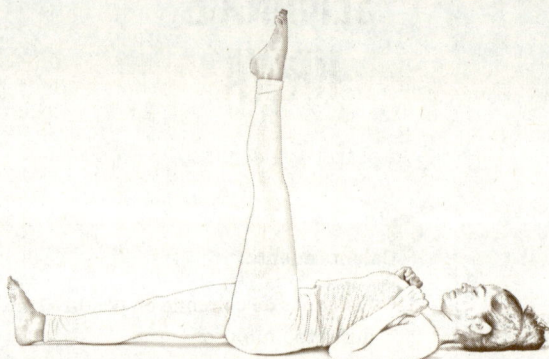

Acuéstate sobre la espalda y levanta la pierna izquierda
a 90 grados.
Cierra tus manos en puño y déjalas descansar
al lado de tu cuerpo.
Siente que tus puños pesan mucho y, doblando los codos,
lleva tus manos al mismo tiempo a cada hombro, como si
estuvieras cargando pesas. Después llévalas de nuevo
a la tierra.
Mantén tu pierna a 90 grados durante todo el ejercicio.
Muévete tan rápido como puedas.

🕐 2 minutos y medio

2

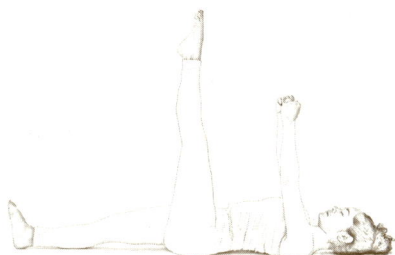

Todavía sobre la espalda, levanta tu pierna derecha
a 90 grados.
Levanta los dos brazos hacia arriba, a 90 grados también,
con tus manos cerradas en puños, pero relajadamente.
Dobla los codos y baja los brazos llevando los puños
al pecho, y luego súbelos otra vez.
Mueve los brazos juntos hacia arriba y hacia abajo.
Continúa con este movimiento tan rápido como puedas.

🕐 1 minuto

❀❀❀ 3 ❀❀❀

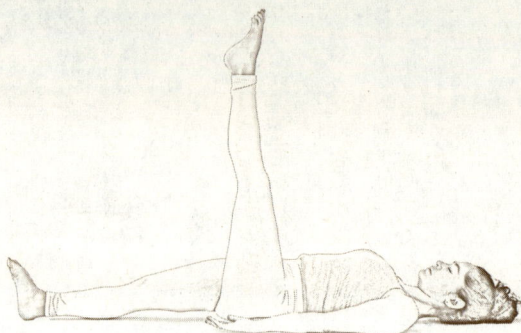

Pon tus manos debajo de las nalgas, con las palmas
hacia arriba.
Levanta cada pierna alternativamente a 90 grados,
inhalando arriba y exhalando abajo.

🕐 3 minutos y medio

4

Estira tus brazos hacia el cielo, abriendo espacio entre tus vértebras, y baja con mucho cuidado, doblando tu cintura, hasta poner tus manos en el piso. Si no alcanzas, baja hasta donde puedas y toma tus piernas con las manos.

Camina sin moverte de tu sitio, levantando brazos y piernas como si de verdad estuvieras andando.

Es posible que sientas un poco de mareo; de ser así, puedes detenerte. Si no, sigue adelante y hazlo rápidamente.

Tus caderas se van a mover mucho.

🕐 2.5 a 3 minutos

Cuando te sientas muy tenso, haz este ejercicio durante 5 minutos y te sorprenderán sus efectos tranquilizantes.

❧ 5 ❧

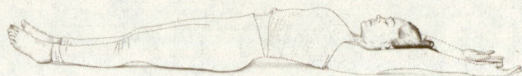

Acuéstate sobre tu espalda.
Extiende los brazos detrás de la cabeza, sobre el suelo,
y relaja tu cuerpo.
Levántate como haciendo abdominales y trata de tocar
los dedos de tus pies.
Regresa a la posición sobre la espalda.
Hazlo 108 veces.

6

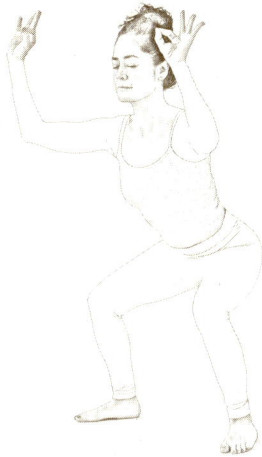

Ponte de pie y dobla tus rodillas como si estuvieras
sentándote en una silla.
Tus codos están doblados y las manos arriba, a la altura
de tu hombro, haciendo Gyan Mudra.
Pon una música alegre y baila desde tu corazón, manteniendo todo el tiempo la misma postura, en la medida que
tus habilidades te lo permitan. Irás mejorando.

🕐 10 minutos

Este ejercicio te va a dar juventud y vigor.
Deja la misma música hasta el final del set de asanas
que quedan.
Yogui Bhajan ponía durante sus clases *Bhor Na Marne
Hoaa*, de Ragj Sat Nam Singh, pero puedes usar la música
que más te inspire.

7

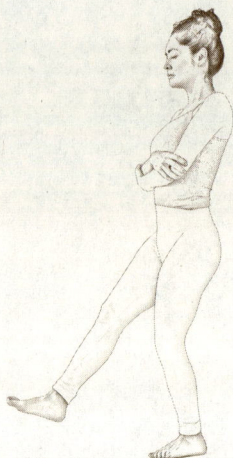

Ponte derecho y abrázate, tomando cada uno de tus codos
con la mano contraria.
Patea con tus pies alternativamente.
Continúa bailando.

🕐 2 minutos

8

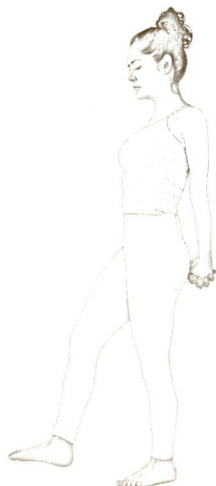

Continúa pateando y bailando.
Lleva tus manos detrás de tu cuerpo, en cerradura
de Venus.

9

Acuéstate sobre tu espalda.
Bombea tu abdomen con fuerza, lo suficiente para sentir
el esfuerzo, pero cuidando de no maltratar tu espalda.
Muévete tan rápido como te sea posible.

🕐 2 minutos

⚜ **10** ⚜

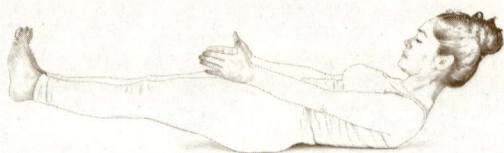

Todavía sobre tu espalda, levanta la cabeza y los pies,
alejándolos de la tierra 15 cm aproximadamente.
Tus ojos están abiertos y miran fijamente los dedos
gordos de tus pies.
Respira tranquilamente, manteniendo la postura.

🕐 1 minuto

11

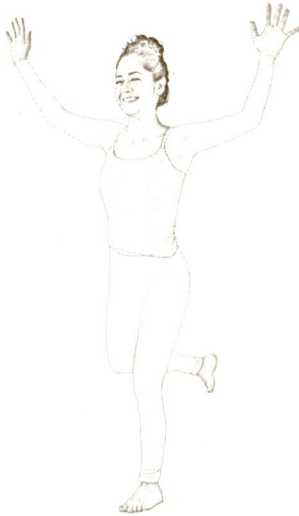

Ponte de pie.

Cierra los ojos y sacude todo tu cuerpo.

Salta y baila con fuerza.

🕐 2 minutos

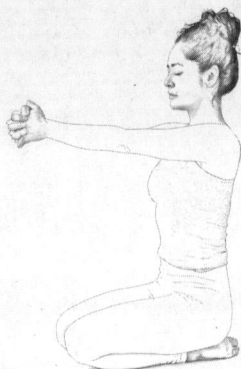
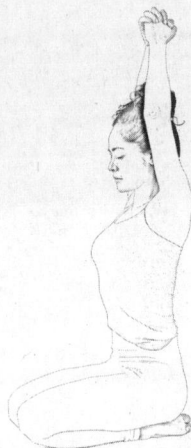

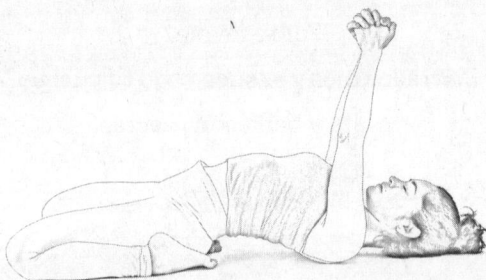

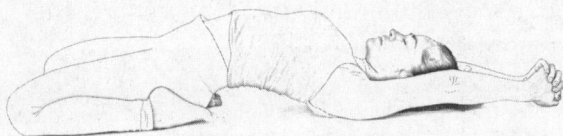

Siéntate en postura de roca sobre los talones.
Tus manos están en cerradura de Venus. Los brazos
estirados, con los codos rectos pero relajados.
Los brazos suben y bajan desde el paralelo por encima
de tu cabeza, a 90 grados de la tierra. Muévelos tan rápido
como te sea posible.

🕐 1 minuto

Continúa moviendo los brazos mientras te acuestas sobre
la espalda y, una vez sobre ella, sigue moviendo los brazos
de la misma manera.

🕐 30 segundos

Con los brazos aún en movimiento, te sientas de nuevo
y te relajas.

⫸ 13 ⫷

SAVASANA

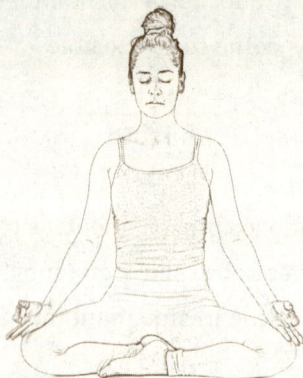

Siéntate en postura fácil.
Pon tus manos en Gyan Mudra.
Concéntrate en no escuchar la música,
solo en tu respiración y tu mirada.

🕐 5 minutos

Pasado este tiempo, canta con la música desde el corazón.

🕐 4 minutos

Para terminar, inhala y exhala profundamente tres veces.
Relájate sobre tu espalda para savasana por diez minutos.

MEDITACIÓN

LIBÉRATE DE LA DEPRESIÓN FRÍA

Siéntate en postura fácil, con la columna recta, sobre tu cojín.

Mudra: entrelaza tus dedos de modo que las yemas presionen las cavidades entre los dedos de cada mano. Los dedos índices están rectos hacia arriba, presionados entre sí. Los pulgares se cruzan cómodamente. Las manos se mantienen al nivel del pecho.

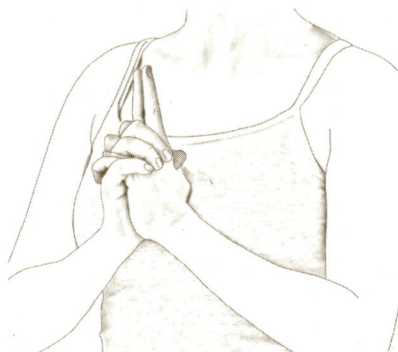

Los ojos están abiertos 1/10, enfocados en la punta de tu nariz.

Mantra: Canta Wahe Guru Wahe Jio desde el punto de tu ombligo.

Cuando hagas el sonido de Wha (ua), concéntrate en el ombligo. El de He (je), en el pecho, y Gu Ru, en los labios. Sigue la misma secuencia y ritmo para Wahe Jio (uaje-yio).

Para finalizar, inhala y retén. Escucha el sonido del mantra. Exhala. Inhala, retén y devuelve toda la depresión fría a Dios.

Exhala. Inhala, retén y siente el valor de la vida.

Déjalo pasar durante tu exhalación.

Relájate.

*La grabación de Wahe Guru Wahe Jio utilizada en la clase original fue del álbum Raga Sadhana, vol. 1, de Sangeet Kaur y Harjinder Singh Gill.
Si quieres puedes usarla para hacer tu meditación.

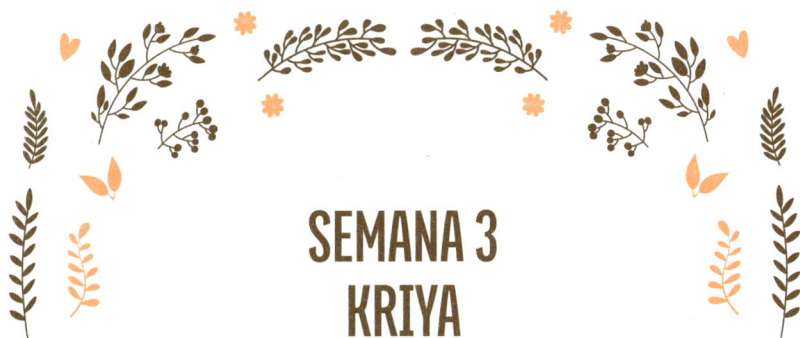

SEMANA 3
KRIYA

1

Adi mantra

2

Calentamiento:

- Praana Praanee Praanayam

3

Kriya:

Soltando las cargas inconscientes*.

4

Meditación:

Elimina la negatividad**, por 27 min.

5

Relajación:

Postura del cadáver, savasana

6

Cierre:

- El eterno sol
- Tres Sat Nam

ALIMENTACIÓN

Dieta de rehabilitación

* Yogui Bhajan en: Kaur Khalsa, Mukta y Kaur, Suchas, abril 6, 1993, p. 87.

** Yogui Bhajan en: Kaur Khalsa, Mukta y Kaur, Suchas, abril 25, 1997, p. 88.

SOLTANDO LAS CARGAS INCONSCIENTES

1

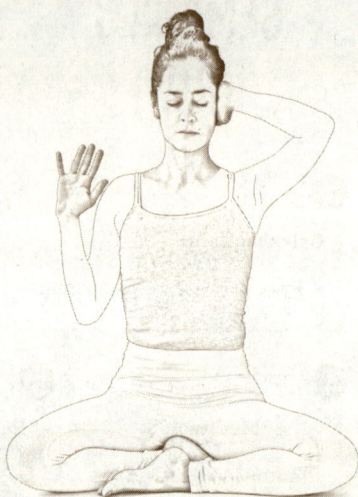

Siéntate en postura fácil.

Tu palma izquierda está sobre la oreja izquierda, presionando con tanta fuerza que bloquea el sonido del exterior. Tu codo derecho está doblado y la palma mira hacia adelante, con los dedos ligeramente separados.

Los ojos se centran en la punta de la nariz.

Canta *Hummee Hum Brahm Hum* de Nirinjan Kaur, usando la punta de la lengua y sin mover mucho los labios.

Escucha los sonidos que estás cantando mientras los escuchas dentro de tu cabeza.

🕐 16 minutos

Para terminar, inhala, retén 10-15 segundos,
tensa todos los músculos de tu cuerpo y exhala
por la boca como un disparo de cañón.
Repite la respiración dos veces más.
Estira los brazos y afloja los codos.
Relájate durante 2-3 minutos.

≫≫ **2** ≪≪

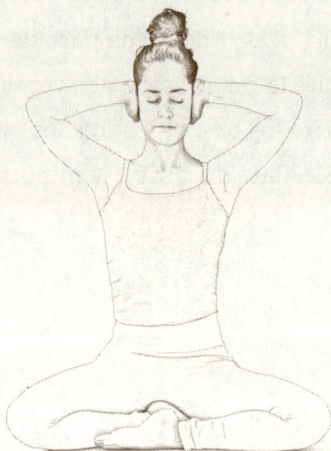

Todavía en postura fácil, utiliza las manos
para cubrir ambas orejas con fuerza.
Si el bloqueo se vuelve insoportable en cualquier momento
durante el ejercicio, suelta las manos inmediatamente.
Canta *Har Haray Haree* con la punta de la lengua, usando
el poder de tu ombligo hacia adentro con cada H.

🕐 7 minutos

Para terminar, inhala, aguanta la respiración 10 segundos,
y exhala por la boca como fuego de cañón.
La última vez que inhales, retén la respiración durante
30 segundos, contrae todos los músculos y exhala como
un disparo de cañón por la boca.
Relájate.

3

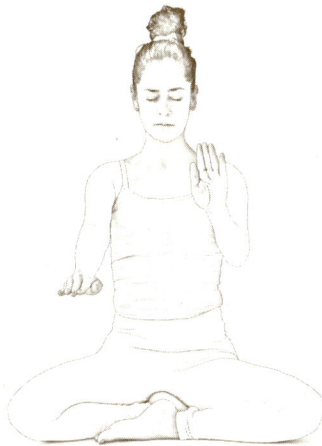

Todavía en postura fácil, da palmaditas en el aire
muy rápido, como si estuvieras tocando la batería.
Las manos se mueven alternativamente y muy rápido.
Participa todo el tren superior de tu cuerpo.
Puede haber dolor en las yemas de los dedos a medida
que el cuerpo se adapta.

🕐 1 minuto

4

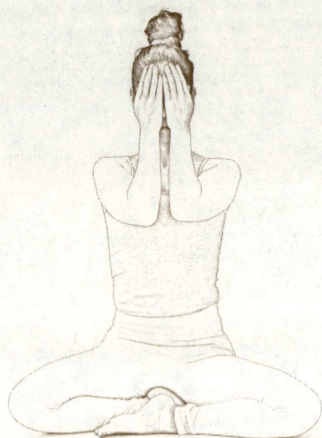

Todavía en postura fácil, cúbrete la cara
y medita en absoluta quietud.

🕐 4 minutos

Quien pueda dominar la quietud podrá obtener
todo el conocimiento del Universo.
Para terminar, inhala y extiende los brazos hacia arriba, por
encima de tu cabeza, estirando tu columna por completo.
Exhala y gira tu torso hacia el lado izquierdo y hacia
el lado derecho.
Inhala y estírate hacia adelante para que la cabeza
y los brazos se extiendan por el suelo. Exhala y relájate.
Los ejercicios descargarán el inconsciente al subconsciente.
Esto creará un espacio para respirar en tu vida.

5

SAVASANA

Para terminar, inhala, exhala, y acuéstate sobre la espalda
para la relajación.

"Si una persona es intuitiva,
vivirá el hoy preparándose para el mañana.
Si una persona no es intuitiva,
tiene que afrontar la vida tal como se presenta".

MEDITACIÓN

ELIMINA LA NEGATIVIDAD

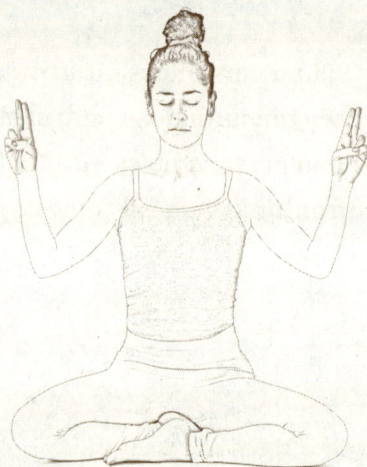

Siéntate en postura fácil, con la columna recta.
Dobla los dedos anular y meñique hacia la palma
de la mano y mantenlos presionados, ayudándote con
el pulgar. Extiende los dedos índice y medio hacia arriba
y mantenlos rectos, uno al lado del otro.
Tus codos están doblados, pero alejados del cuerpo.
Haciendo una V con cada brazo, forman un ángulo de 30
grados, aproximadamente. Mantén las manos levantadas
al nivel de la cara, con las palmas mirando hacia el frente
y los dedos libres estirados hacia arriba.
El peso de las manos recaerá sobre las axilas. Esto
permite que las axilas estén abiertas para que puedan
respirar y ser estimuladas.

Mantra: Aap Sahaaee Hoaa, Sachay Daa, Sachaa Dhoaa, Har, Har, Har, que significa "el Señor mismo se ha c onvertido en mi protector. Lo más verdadero de lo Verdadero ha cuidado de mí". Canta junto con la música, desde el ombligo.

Este es un mantra para la protección, para eliminar la negatividad y para el equilibrio mental. Para obtener el efecto que deseamos, mientras cantas las palabras Har, Har, Har, golpea tu lengua contra el paladar superior y tira hacia adentro y hacia arriba firmemente de la punta del ombligo en cada repetición. Esto presurizará el kundalini y la sacudirá desde la base.

Mirada: enfócate en la punta de la nariz o cierra los ojos; cualquier forma funcionará. Sin embargo, si te miras la punta de la nariz, el punto del tercer ojo se volverá pesado como el plomo, y si puedes soportar el dolor, tu tercer ojo se abrirá.

🕐 27 minutos

Al finalizar, inhala profundamente. Retén durante 23 segundos y concéntrate en el área desde el ombligo hasta el chakra de la corona, en la parte superior de tu cabeza. Exhala con fuerza, como fuego de cañón.
Repite la misma respiración dos veces más, pero esta vez reteniendo solo 5 segundos. Relájate.
Esta meditación disuelve la negatividad, los enemigos y las vibraciones negativas. Es tan poderosa que incluso puedes perseguir a un demonio y convertirlo en estudiante.

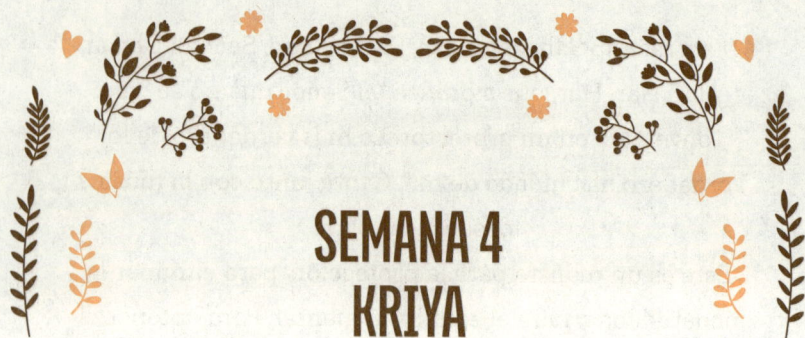

SEMANA 4
KRIYA

1

Adi mantra

2

Calentamiento:

- Flexiones de columna en postura fácil durante 1 minuto.
- Círculos sufis, 1 minuto hacia cada lado.

3

Kriya:

High Tech Yoga*, o yoga de alta tecnología.

4

Meditación:

Kirtan Kriya, 11 min.

5

Relajación:

Postura del cadáver, savasana

6

Cierre:

- El eterno sol
- Tres Sat Nam

🌿 ALIMENTACIÓN 🌿

Dieta de rehabilitación

---

* Yogui Bhajan en: Kaur Khalsa, Mukta y Kaur, Suchas, julio 7, 1986, p. 122.

YOGA
DE ALTA TECNOLOGÍA

Siéntate en postura fácil.

Tu espalda recta y los ojos cerrados miran el entrecejo.

Esta es una serie de ocho mudras relacionados con los

ocho chakras. Vas cambiando de mudra con cada línea

del mantra.

🕐 127 minutos

Mantra: canta con la música de Rakhay Rakhanahaar.

>>> 1 <<<

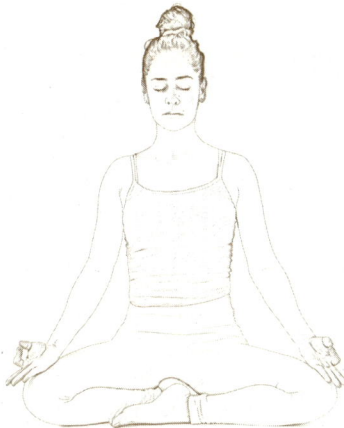

Gyan Mudra (del pulgar al índice), pon tus manos sobre
las rodillas con las palmas mirando hacia arriba.

Mantra: Rakhay rakhanahaar aap ubaaria-an.

2

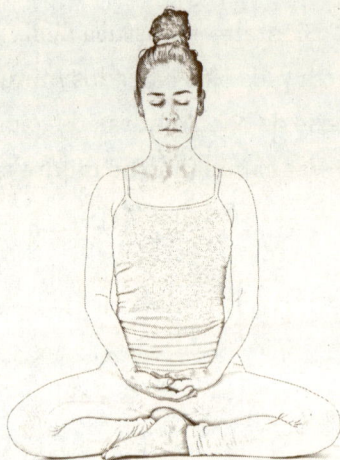

Gyan Mudra, pon tus manos apoyadas en el regazo
con las palmas hacia arriba.

Mantra: Gur kee pairee paa-i kaaj savaari-an.

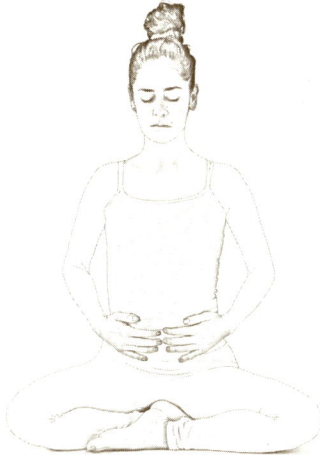

Shuni Mudra (del pulgar al dedo medio), pon las manos sobre el vientre y presiona los dedos en la zona del ombligo.

Mantra: Hoaa aap da-iaal manaho na visaari-an.

❧ 4 ☙

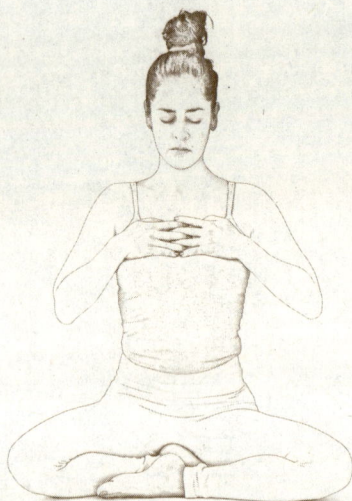

Pon las manos sobre el pecho y presiona los dedos
en el centro del chakra del corazón.

Mantra: Sadh janaa kai sang bhavajal taari-an.

5

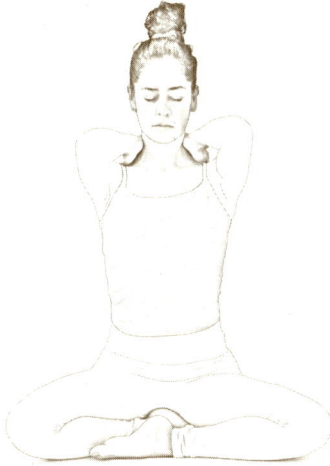

Buddhi Mudra (del pulgar a la uña del meñique),
presiona las manos en la curva que queda entre la nuca
y los hombros. Tus dedos presionan la parte posterior
de la espalda.

Mantra: Saakat nindak dusht khin maa-eh bidaari-an.

❧ 6 ☙

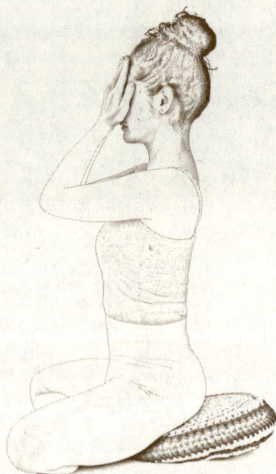

Las dos manos están sobre tu cara, los dedos tocan
la línea del pelo.
No te sorprendas con lo que puedas ver.

Mantra: Tis sahib kee tayk Naanak mania maa-eh.

7

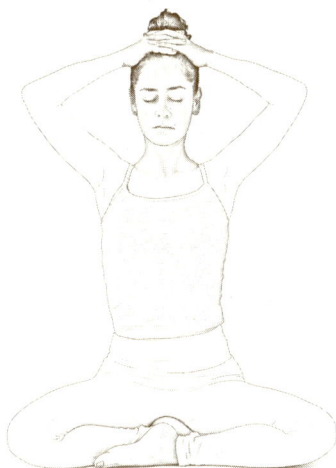

Apoya las manos en la cabeza.

Los dedos están entrelazados.

Los hombros están relajados y lejos de las orejas.

Mantra: Jis simrat sukh ho-i sagalay dukh jaa-eh.

8

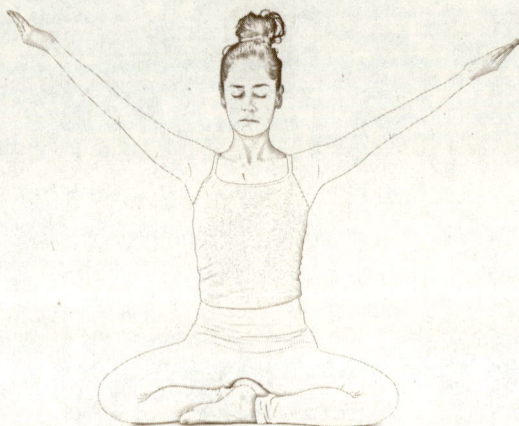

Levanta los brazos por encima de la cabeza,
haciendo una V.
Las palmas miran hacia el cielo.
Tus hombros están relajados y lejos de tus orejas.

Mantra: Jis simrat sukh ho-i sagalay dukh jaa-eh.

9

SAVASANA

Para terminar, inhala, exhala, y acuéstate sobre la espalda
para la relajación.

MEDITACIÓN

KIRTAN KRIYA

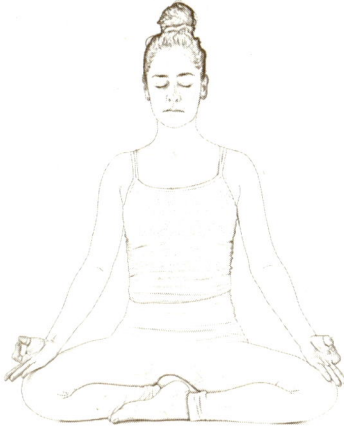

Siéntate en postura fácil.
Tus ojos están cerrados, y tu mirada está en el punto
del entrecejo.
El mantra que vas a cantar es: SA TA NA MA

SAA: el infinito, el comienzo
TAA: la vida, la existencia
NAA: la muerte, la transformación
MAA: el renacimiento, volver a empezar

Vas a cantarlo en los tres idiomas de la conciencia:
El humano: tono de voz normal o alta, es el sonido con el
que te comunicas con el mundo.
El de los amantes: susurro fuerte, es como le hablas a la
persona que amas, o a un bebé.

El divino: mentalmente, en silencio. Es como te hablas a ti, al infinito, como te comunicas con el universo y lo divino. El mudra va a estar en movimiento. Tienes tus codos rectos, pero relajados. El mudra va cambiando con cada una de las sílabas del mantra, para que cada punta de los dedos toque la punta del pulgar con una presión firme.

SA, tocas el dedo índice (dedo Júpiter)
TA, tocas el dedo medio (dedo Saturno)
NA, tocas el dedo anular (dedo Sol)
MA, tocas el meñique (dedo Mercurio)

🕐 11 minutos

Música: *Kirtan Kriya* versión corta.

La música te va a ir guiando por la meditación. Recuerda que nunca debes parar de cantar y de hacer el mudra, y que tu mejor herramienta para estar presente es tu mirada.

SEMANA 5
KRIYA

1

Adi
mantra

2

Calentamiento:

- Flexiones de columna en postura fácil durante 1 minuto.
- Círculos sufis, 1 minuto hacia cada lado.

3

Kriya:

Vuélvete intuitivo*.

4

Meditación:

Memoria profunda de una proyección pasada**. 11 min. Después aumenta el tiempo a 31 minutos, a mitad de la semana.

5

Relajación:

Postura del cadáver, savasana

6

Cierre:

- El eterno sol
- Tres Sat Nam

🌿 ALIMENTACIÓN 🌿

Dieta de rehabilitación

*   Yogui Bhajan en: Kaur Khalsa, Mukta y Kaur, Suchas, marzo 9, 1998, p. 146.

** Yogui Bhajan en: Kaur Khalsa, Mukta y Kaur, Suchas, 1998, p. 95.

HAZTE INTUITIVO

1

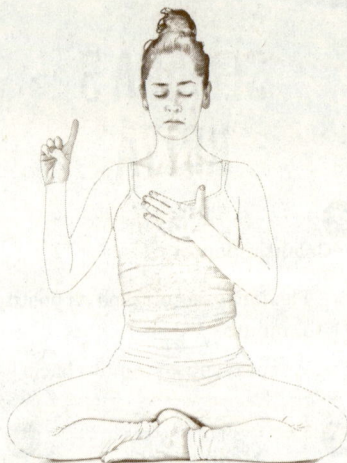

Siéntate en postura fácil.

Pon la mano izquierda en el centro del pecho, encima del chakra del corazón.

Tu brazo izquierdo está doblado, y tu dedo índice apunta hacia arriba mientras que los otros tres están bloqueados por el pulgar.

Tu mirada está fija en tu entrecejo.

Imagina que algo puro y divino habita en ti, te llama; extiéndete hacia tu propio infinito.

Respiración: inhala por la nariz lento y profundo; tan lento como un iceberg, tan profundo como el océano.

Retén la respiración unos segundos.

Exhala por la boca con un suave y delicado silbido.

🕐 7 minutos

2

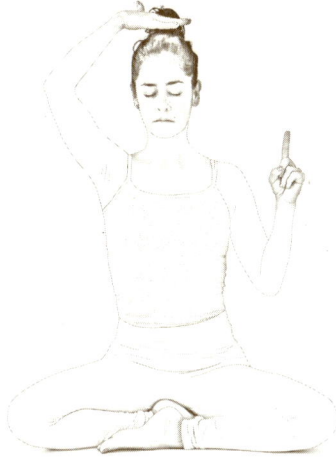

Siéntate en postura fácil.
Tu mano está encima de la cabeza, muy cerca,
pero no alcanza a tocarla.
Dobla el brazo izquierdo, llevando la mano a la altura
del hombro. El puño está cerrado, a excepción del dedo
índice, que está apuntando al cielo.
Tu columna debe estar derecha y erguida.
Esto es fundamental para trabajar y beneficiar la materia
gris de tu cerebro.
Tus ojos están cerrados y miran el punto de tu entrecejo.
Continúa con la respiración del ejercicio anterior.

🕐 4 minutos

3

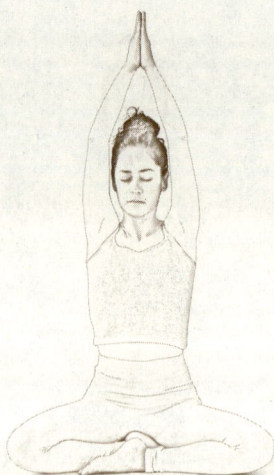

Sigue en postura fácil y estira los brazos sobre la cabeza.
Tus manos se juntan en mudra de oración.
Tu espalda está completamente recta y con la sensación
de ser jalada desde las axilas.
Tus ojos están cerrados, mirando el punto entre tus cejas.
La respiración es la misma.
Estás recirculando conscientemente tu energía.

🕐 2 minutos y medio

4

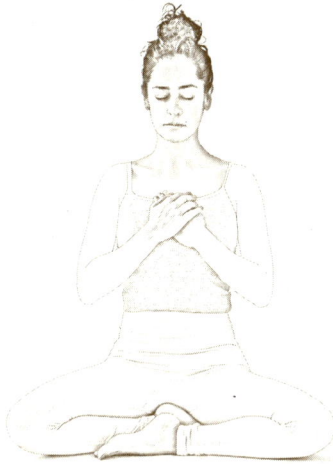

Continúa en postura fácil.

Pon la mano derecha sobre la izquierda en el centro
del pecho.

Relájate mientras escuchas *Rakhe Rakhanhaar*
de Singh Kaur.

Respira tranquilamente.

Sé tranquilamente.

🕐 3 minutos

❧ 5 ☙

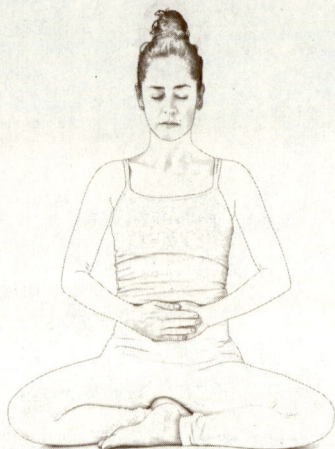

Aún en postura fácil, pon las manos sobre el ombligo.

La mano derecha está sobre la izquierda.

Tus ojos miran el punto de tu entrecejo.

Canta rítmicamente el mantra Har, y con cada repetición
presiona el punto del ombligo con las manos.

Puedes usar la grabación de *Tantric Har* de Simran Kaur y
Hari Bhajan Kaur.

🕐 3 minutos

6

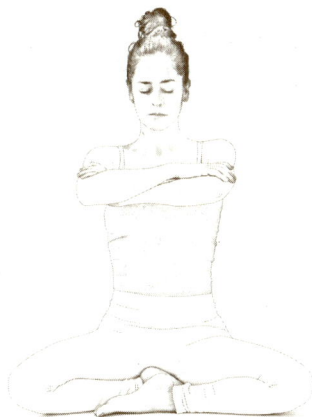

Siéntate en postura fácil.

Toma cada codo con la mano opuesta, dándote un abrazo.

Tus brazos están paralelos al piso y a la altura de los hombros.

Inhala, retén la respiración al tiempo que contraes todos los músculos del cuerpo y contraes la columna.

Exhala.

Repite esta secuencia dos veces más.

7

SAVASANA

Inhala, exhala y acuéstate sobre la espalda
para la relajación profunda.

"La meditación no tiene otro propósito que volverte intuitivo. No es sentimental, no es emocional, no es apego. Es una realidad básica de la vida".

MEDITACIÓN

✽ BORRANDO LA MEMORIA PROFUNDA DE LA PROYECCIÓN PASADA ✽

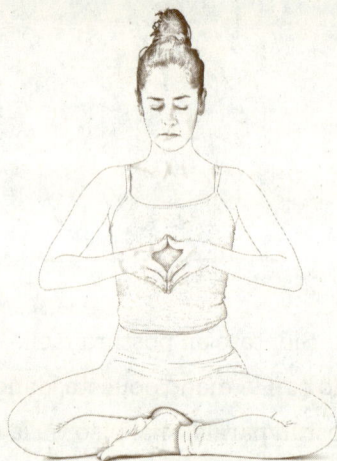

Siéntate en postura fácil.

Tu mirada está enfocada en la punta de la nariz.

Las yemas de los dedos se tocan unas con otras,
formando un tipi al nivel de tu plexo solar.

Los dedos de la misma mano están separados entre ellos.

Respiración: inhala profundamente, retén la respiración
mientras cantas mentalmente: saaaa taaaaa naaaaa maaaa.

Al exhalar, hazlo por tu boca redondeada, en ocho impulsos que dejen salir la misma cantidad de aire. Esta exhalación se genera desde el ombligo. Cuando llegues al octavo
impulso, jala tu ombligo hacia adentro, como queriendo
empujar tu columna hacia atrás.

🕐 11 minutos

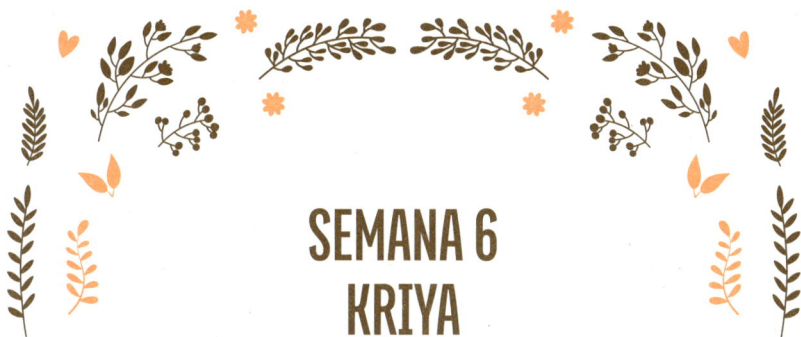

SEMANA 6
KRIYA

1

Adi mantra

2

Calentamiento:

- Flexiones de columna en postura fácil durante 1 minuto.
- Círculos sufis, 1 minuto hacia cada lado.

3

Kriya:

Alivia la ira interior*.

4

Meditación:

Quema la ira interior**, por 11 min.

5

Relajación:

Postura del cadáver, savasana

6

Cierre:

- El eterno sol
- Tres Sat Nam

🌿 ALIMENTACIÓN 🌿

Dieta de rehabilitación

* Yogui Bhajan en: Kaur Khalsa, Mukta y Kaur, Suchas, septiembre 21, 1998, p. 98.

** Yogui Bhajan en: Kaur Khalsa, Mukta y Kaur, Suchas, febrero 19, 2000, p. 101.

ALIVIA LA IRA INTERIOR

〰〰 **1** 〰〰

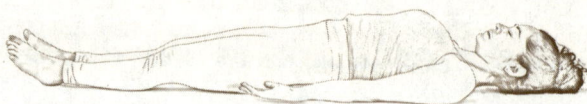

Acuéstate sobre la espalda con los brazos a los lados,
palmas hacia arriba, y las piernas ligeramente separadas.

🕐 1 minuto y medio

2

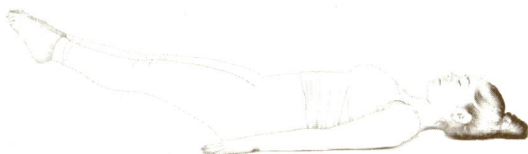

Aún sobre la espalda, estira las piernas y levántalas
a 15 cm del suelo.

🕐 2 minutos

Este ejercicio balancea el enojo. Pone presión sobre
el punto del ombligo para balancear todo el cuerpo.

3

En la misma postura, y manteniendo las piernas arriba
a 15 cm, saca la lengua y haz respiración de fuego a través
de la boca.

🕐 1 minuto y medio

≫≫ 4 ≪≪

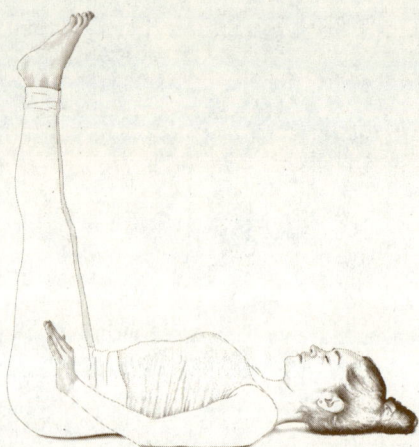

Estás aún sobre tu espalda. Levanta las piernas
a 90 grados del suelo. Los brazos están a cada lado
de tu cuerpo.
Golpea el suelo con las manos y saca todo el enojo
que tienes por dentro.
Hazlo rápido y fuerte.

🕐 2 minutos y medio

5

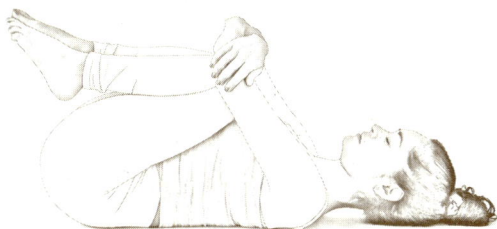

Trae las rodillas al pecho y abrázalas.

Saca la lengua e inhala por la boca y exhala por la nariz.

🕐 2 minutos

≫≫ 6 ≪≪

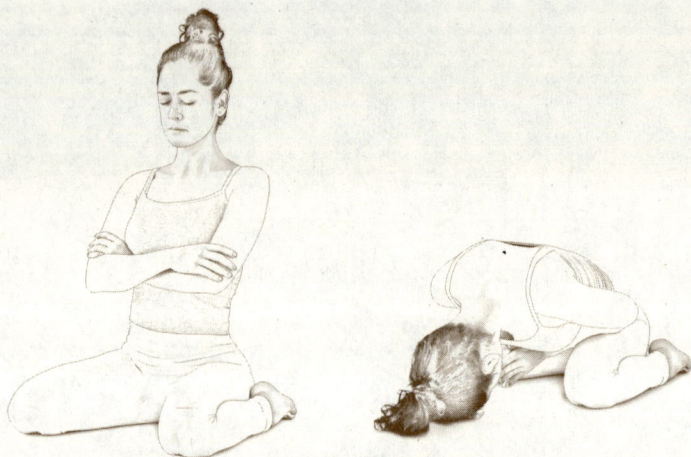

Siéntate en postura de celibato (entre los talones).
Cruza los brazos apretando fuertemente el pecho.
Dóblate hacia el frente y toca el piso con la frente,
como si estuvieras postrándote.
Continúa subiendo y bajando.
Inclínate aproximadamente 30 veces por minuto,
y los últimos treinta segundos muévete
lo más rápido posible.

🕐 2 minutos

7

Siéntate con las piernas estiradas al frente.
Comienza a golpear suavemente todas las partes del cuerpo con las palmas de las manos. Muévete rápidamente.

🕐 2 minutos

8

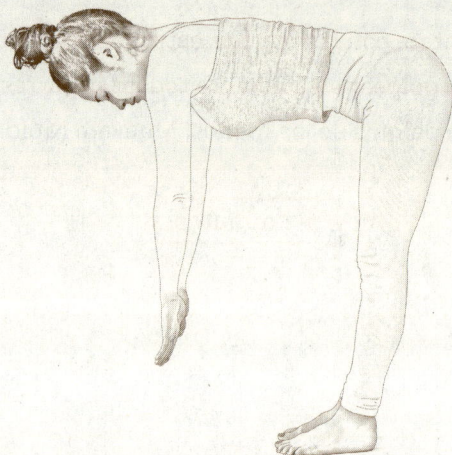

Ponte de pie y dóblate hacia el frente, manteniendo
la espalda recta y paralela al suelo.
Deja que los brazos y manos caigan relajadamente.
Permanece en esta postura y canta.
En clase, el Siri Singh Sahib puso la cinta de *Guru Guru
Waje Guru, Guru Ram Das Guru*. Si no dispones de ella,
puedes meditar en tu respiración.

🕐 3 minutos

9

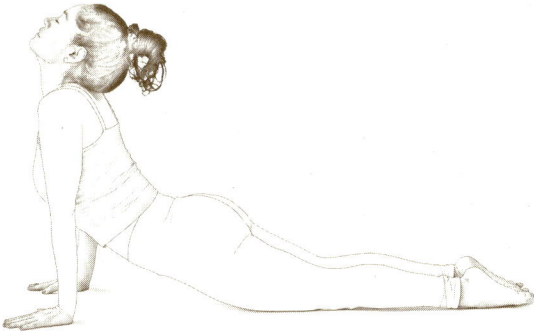

Ve a postura de la cobra o media cobra.

Respira largo y profundo.

🕐 1 minuto

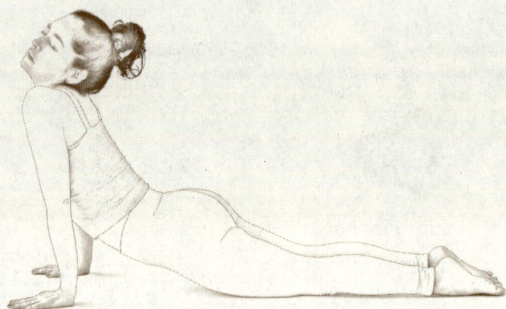

Transcurrido el primer minuto, comienza a hacer círculos con la cabeza.

🕐 30 segundos

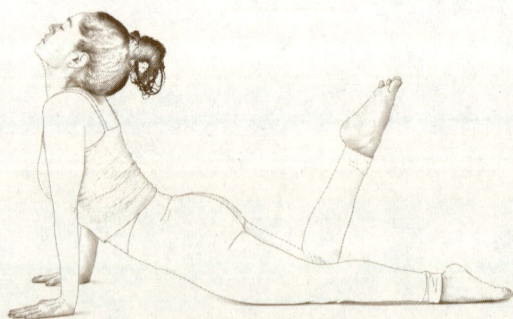

Al terminar los 30 segundos, comienza a dar golpes con los pies en el suelo, alternándolos.

🕐 30 segundos

10

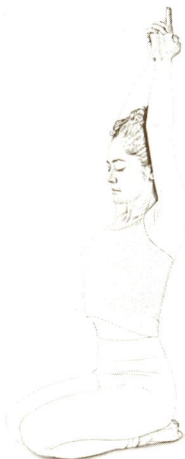

Siéntate en postura de la roca, sobre tus talones.
Estira los brazos por encima de la cabeza y entrelaza
todos los dedos, menos los índices.
Canta Sat Nam jalando el ombligo hacia adentro al decir
Sat y relajándolo al decir Nam.
Tu mirada está en el entrecejo.

🕐 1 minuto y 15 segundos

11

SAVASANA

Relájate sobre la espalda por 5 minutos.

MEDITACIÓN

❧ QUEMA LA IRA INTERIOR ❧

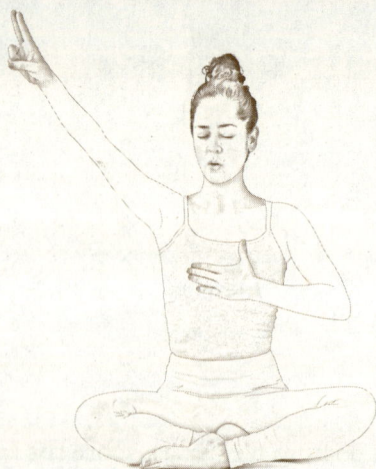

Siéntate en postura fácil con la columna recta.
La barbilla hacia adentro y el pecho hacia afuera.
Extiende los dedos índice y medio de la mano derecha
y usa el pulgar para sostener los otros dedos.
Levanta el brazo derecho al frente y hasta sesenta grados.
Mantén el codo recto.
Pon la mano izquierda en el centro del pecho.
Cierra los ojos y lleva la mirada al entrecejo.
Haz una "O" con la boca e inhala y exhala poderosamente
(2 segundos de inhalación y 2 segundos de exhalación).

🕐 11 minutos

"Respira fuerte y poderosamente, con emoción.
Quema tu ira interior y deshazte de ella. Aprovecha
la ayuda de la respiración para deshacerte de las debilidades
y las impurezas del cuerpo".

Para finalizar, inhala profundamente, retén la respiración
durante 10 segundos, y estira ambos brazos hacia arriba y
la cabeza y la columna lo máximo que te sea posible.
Abre un poco más de espacio entre tus vértebras.
Crece hacia el sol.
Exhala como fuego de cañón.
Repite esta secuencia de respiración dos veces más.

*"En once minutos, si adoptas la postura, la respiración
y el ángulo correctos de la mano, reconstruirás dentro
de ti un sistema inmunológico muy poderoso.
Si lo haces cada día, después de cuarenta días serás
una persona diferente".*

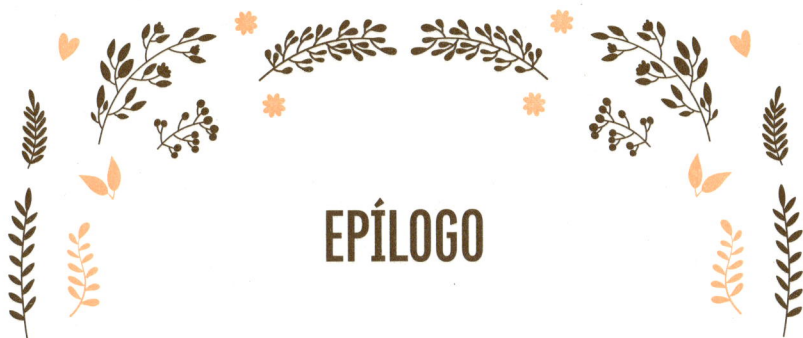

EPÍLOGO

¡Bravoooo, de nuevo! Y esta vez lo digo también para mí, porque ha sido un proceso muy importante y profundo escribir este libro. Me emociona mucho pensar que todo partió de una situación tan difícil como la depresión y que, a pesar de todas las veces que me saboteé, que puse por delante mi malestar, mi falta de ganas y de fe... ¡aquí estoy! Y, además, acompañada por ti, triunfantes de haber atravesado esta inmensa lucha que tanto dolor le causó a nuestra vida.

Hoy puedo levantar los ojos al cielo y agradecer desde lo más profundo de mi alma porque tengo la fortuna de saber que ahora somos unas personas diferentes. Hoy, en el presente, existe una belleza más grande en nuestro ser, heridas que ya sanaron, o que están en proceso de hacerlo, pero que están siendo atendidas y escuchadas, remendadas con amor y atención.

Hoy vive en ti y en mí una sabiduría extensa de quienes somos, de nuestras necesidades, de lo que nos gusta y nos hace bien. Hoy tenemos las herramientas para regresar a nuestro ser cada vez que la mente decida volverse a enredar, que quiera perder el camino. Hoy te tienes a ti, y yo me tengo a mí, y a un universo listo para compartirnos con generosidad y abundancia la energía vital que alimenta nuestra vida. La vida que tomamos en nuestras manos para que nos lleve hacia donde queremos: vivir bien.

Quisiera poder abrazarte y darte las gracias desde lo más profundo de mis pensamientos por inspirarme a escribir este libro y permitirme acompañarte en la intimidad de tu mente y emociones. Aunque no veo tu rostro, siento tus ojos al leerme, y, créeme, puedo sentir tu alma en este momento, y quiero que sientas en estas letras mi amor y compañía cada vez que lo necesites. Somos dos.

Sat Nam.

REFLEXIONES DIARIAS

Usa este espacio para hacer una pequeña reflexión al final de cada día. Qué sientes, qué te preocupa, qué pensamientos vinieron a tu cabeza durante tus tres prácticas diarias. Este espacio es una conexión entre tu mente y tu alma, te va a ayudar a entender mejor el proceso y aquellas cosas que tal vez no comprendías o no podías ver con claridad. Aprovéchalo y úsalo con total honestidad.

DIARIO 42 DÍAS

1	2	3
7	8	9
13	14	15
19	20	21
25	26	27
31	32	33
37	38	39

4

5

6

10

11

12

16

17

18

22

23

24

28

29

30

34

35

36

40

41

42

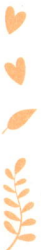

QUE EL ETERNO SOL TE ILUMINE
Y EL AMOR TE RODEE,
Y LA LUZ PURA INTERIOR
GUÍE TU CAMINO

SAT NAM